协和实用临床医患沟通技能

名誉主编　张抒扬　邱　杰

顾　　问　［德］Kurt Fritzsche　［德］Markus Bassler

主　　编　魏　镜　史丽丽

副 主 编　曹锦亚　姜忆南

编　　者

洪　霞　李　涛　朱丽明　戴晓艳

耿文奇　蒋　静　赵晓晖

中国协和医科大学出版社

图书在版编目（CIP）数据

协和实用临床医患沟通技能／魏镜，史丽丽主编. —北京：中国协和医科大学出版社，2019.7

ISBN 978-7-5679-1314-1

Ⅰ. ①协⋯　Ⅱ. ①魏⋯ ②史⋯　Ⅲ. ①医药卫生人员-人际关系学　Ⅳ. ①R192

中国版本图书馆 CIP 数据核字（2019）第 130558 号

协和实用临床医患沟通技能

主　　编：魏　镜　史丽丽
责任编辑：顾良军

出版发行：中国协和医科大学出版社
　　　　　（北京市东城区东单三条9号　邮编 100730　电话 010-65260431）
网　　址：www. pumcp. com
经　　销：新华书店总店北京发行所
印　　刷：北京联兴盛业印刷股份有限公司

开　　本：787×1092　　1/16
印　　张：12
字　　数：270 千字
版　　次：2019 年 7 月第 1 版
印　　次：2021 年 3 月第 2 次印刷
定　　价：48.00 元

ISBN 978-7-5679-1314-1

前　言

医患沟通早已是个热门词、高频词，能令人开悟的有关医患沟通的高论和大作也已很多。为什么编者还要组织临床一线老、中、青医务人员，历经数年反复实践、修订、打磨来编写出版这样一部专著呢？

原因很直接也很简单。优良的、上乘的职业化医患沟通能力是临床医生必备的核心胜任力之一；是那些完成了系统专业化学习的医学生成长为医生必须经历和完成的职业化技能学习；是在很大程度上决定着医务人员能否真正将自己掌握的医学经典和科学发展适宜地用于患者和家庭使其获益的能力和水平；更是医务人员需要在充分掌握医患沟通系统理论和知识基础上发展出来的与患者和家属实际互动和沟通的实践技能。

北京协和医学院自 2007 年开展教育教学改革，开设了《医学临床沟通技能》实践课程。这一课程完全打破了理论大课为主的教学模式，其特色包括：以小组学习、体验式学习为主要形式；以医学具体临床任务为教学单元；以影像和视频的医患沟通情景将教学代入；以身边的实际医患沟通案例素材进行角色演练和反复实践；以反馈式和启发式学习方法来提供掌握医患沟通的基本技能；更以经典临床任务情景剧形式来检验和检查教与学的结果。

随着教学工作的逐步推进，北京协和医学院临床医患沟通技能的教育在医学本科生、临床研究生、住院医师规范化培训和毕业后医学教育中都积累了丰富的经验。历经 10 年来，我们不断完善以上独特的课程体系。2016 年我们再次通过教育教学改革，进行《协和实用临床医患沟通技能》的教材建设（2016zlgc0104）；同时，我们也致力于把协和医学院的临床医患沟通技能教学体系、内容、方法等进行系统总结和呈现，突出临床沟通技能的实用性和教学指导性。

感谢在临床医患沟通技能课程教学上给予了宝贵建议和反馈的专家、同行！感谢所有参与过此课程的师生们！你们曾经的期待、困惑、反馈，甚至所提出的问题、挑战都是本教材的珍贵素材。

魏　镜

2019 年 7 月 8 日，北京

目 录

第一篇 总论及概念

第二篇 理论及实践

第一篇

总论及概念

第一章　医学实践和医患关系模式

近百余年来，自然科学技术发生了爆炸式进步，医学技术水平也随之日新月异。从 X 线的发现令人可以直接观察人体内部结构到 CT、三维重建，再到 MRI；从麻醉药的发明使得手术成为非痛苦过程到心脏移植、体外循环、人工膜肺，再到微创手术、手术机器人；从抗生素的发现、合成到各种化学药物治疗，再到现今正在探索发展的基因治疗；从人工关节到 3D 打印技术等。这一切进展可谓令人惊叹！民众健康水平不断提高，应该说医学、医疗工作者们功不可没。然而，医学技术的进步似乎并没有换来医患关系满意度的同等进步，反而在不同国家均可见各种形式的医患关系紧张成为社会关注的热点和医疗管理部门亟待解决的问题。

显然，任何医疗主体都不可能单纯靠医学技术去行医。直观的原因包括：①绝大部分疾病都不是简单的生物学还原论问题，生物-心理-社会模式医学要求我们去整体认识每个患者和他的疾病；②医学的意义是用医学科学去为"人"服务，因而医学必须是人性的、有温度的；③医学技术无论如何进步，终还有很多无法治疗的临床问题，而当前和可预见的未来"凡人必有一死""医生能治病，不能治命"的终极事实更是不可能通过医学进步得到解决。医疗也只能"有时是治愈，常常去帮助总是在安慰"。

在任何时代和情况下，医学都是包括认识和实践两个方面的，所以医学模式也就包括医学认知模型（medical model）和医学行为模式（medical pattern）。前者是指一定历史时期人们对医学自身的认识，即医学认识论；后者是指一定历史时期人们的医药实践活动的行为范式，即医学方法论。这两者之间是有着高度相关的。迄今为止，存在过三种典型的医学模式：古代朴素的整体医学模式、近代生物医学模式和现代生物-心理-社会医学模式。在朴素的整体医学模式下，"医生治疗、自然治愈"（Medicus curat，natura sanat）、和谐被看作健康的前提。疾病出现于自然状况的不和谐（例如冒犯了人格化的自然——"神"，例如没有顺应某个自然规律，例如某种体液或者素质的失调）。医生帮助患者恢复与自然状况的平衡（例如通过祝祷，例如帮助患者顺天应人，例如调节患者的体液或素质平衡）而恢复健康。在这样的模式下，医生倾听患者的叙述和了解患者的整体生活对于了解"失调"十分重要。医生又引领患者共同面对更大的敬畏（自然）。近代生物医学模式始于西方，中世纪起生物、解剖和化学等知识越来越多进入医学，对实体的解剖使得脏器变得可视，显微镜使病原体变得可视，X 线使活体的关节变得可视，直至当前的分子生物学使某个基因的缺陷变得可视，"人"越来越成为"机器模型"，疾病被看作故障，通过药物和手术可以修复故障，医生成了技术人员，患者成了需要被修复的躯体，患者自述和生活史不再是诊断和解释疾病发生原因的重要依据，医生完全掌握了医疗的话语权和处置权。生物医学暗含着机械论、还原论，在认识论上是有局限的。人们迅速地在认识了这一点之后，才提出了现代生物-心理-社会医学模式。

第一节　生物-心理-社会医学模式

1977 年美国纽约州罗彻斯特大学精神科教授恩格尔（Engel）在《Science》发文提出，应该用生物-心理-社会医学模式取代生物医学模式。生物-心理-社会医学模式将疾病看作是生物学因素（遗传、生物化学等）、心理因素（情绪、人格、行为等）和社会因素（文化、家庭、社会经济、医疗体系等）复杂综合作用的结果。要理解疾病的决定因素并达成理性的治疗和护理模式，必须考虑患者所处的社会环境，以及社会所设计的应对疾病破坏作用的互补性系统即医生角色和医疗系统。（"To provide a basis for understanding the determinants of disease and arriving at rational treatments and patterns of health care, a medical model must also take into account the patient, the social contest in which he lives, and the complementary system devised by society to deal with the disruptive effects of illness, that is, the physician role and the health care system."）医生对患者这个人的关注又回到了医学活动的重心，不仅在于对患者的人性关怀，也在于对患者整体的临床诊治全面性。

第二节　医学中的人际互动的主体间性

主体间性（intersubjectivity）是指主体之间互动的社会属性。医患关系属于社会领域一种特定的主体之间的互动关系，因而，它也具有明显的主体间性。患者作为疾病主体去求医，医生作为医疗主体来治病，他们在这种互相为对方需要的互为性的基础上联系了起来。

医患行为关系的主体间性需要双方均承认对方是具有独立意识和自主活动的人，双方就必须互相尊重。医生要尊重患者，尊重患者的各种生活和社会需求，尊重患者的知情同意的权利、对隐私保密的权利以及监督医疗、提出要求和建议并获得答复和回应的权利。患者同样应该尊重医生的人格、付出、利他、工作专业性，也尊重医生的生活和社会需求。"医生不可不慈仁，不慈仁则招非。病者不可猜鄙，猜鄙则招祸。"

我们又必须看到医生和患者均有其自身心理和规则系统，均有其除了医疗活动之外的需求。参照心理学家马斯洛的需要层次理论，医生这个群体中很多人是将高层次需求置于低层次需求之前的，他们践行着自己的职业和人生诺言，追求着造福人民健康的职业和人生价值及意义。并且也正因如此，医生才能在与医学知识和技能相对弱势的患者的互动中，实现在需求层次上的让利和互补。试想，如果一个因本身就经济拮据或者因患病而安全需求受到威胁的患者面对的是一个将自身经济和安全需要放在其事业自我实现需求之前的医生，那两者之间的矛盾隐患必将是很大的。综上所述，作者以为首先应当尊重和支持医生作为一个普通人同样有满足上述各层次需要的权利，但如果医疗行为中相对强势的医生和相对弱势的患者在某些基本需求上出现了冲突，医生宜选择首先让步。

医疗过程是一个动态的发展过程，医患双方的互动贯穿于这一过程的始终。主体间性也不是固定在一个点上，而是随着社会、环境、空间及时间的变化和发展在不断更换着其具体的内容。医患行为关系的动态发展过程是主体间性在信息交流、行为互动不断深化的过程，也是对疾病诊治不断调整和深化的过程。医生自身在很大程度上决定甚至推动着患者是更多敞开心扉谈论自己还是越发退缩封闭自己。对这一动态过程处理得好，医患行为关系就能得到良性的运转。反之，就会出现某些不必要的障碍，甚至会造成医患之间的嫌隙甚至纠纷。

医生需要在充分了解自己、了解患者、了解实践中双方具体切实的需求、了解影响互动的因素之后，才能在面对困难的医患关系或者冲突时按照自己的医学知识、伦理选择，努力清晰、审慎地作出决定。要做到这些，需要耐心、专注和持续的培训。

第三节　医患关系的两个层次

著名的医患关系研究者巴林特（Michael Balint）曾经写道："处于医学核心地位的是医生与患者之间人的关系"，"临床医疗中使用最频繁的药物是医生本身"。医生和患者之间值得信任的有助益的关系构成了所有医学治疗的基础。每位医生都有过这样的经历：他/她自身比某种药物对患者更有益处。把医生自己作为一种药物的观念和处理是与患者打交道中的重要任务。

医生是唯一常规而频繁地与人的内在冲突、患病恐惧和无限的治疗需求打交道的人。这些冲突、恐惧和需求，作为躯体或精神疾病的结果或原因，给所有年龄段、社会阶层和民族的人增加了负担。但因这一点我们就能想象，比起缺乏人情味、公事公办、仪表不洁的医生来，那些善于理解和与别人产生共情、举止自信但亲和、愿意提供深入浅出并且易懂信息的医生会有着更好的医患关系和治疗结局。

医患关系具体地说，包含两个层次的关系，分别是两个社会人之间的人与人的关系，以及行医职业中的求助者与施助者、照料者与被照料者、专业人员与非专业人员之间的职业关系。这两层关系在医患互动中都非常重要。好的医患关系离不开医生的专业能力和服务态度，更离不开与一个社会人建立良好关系的人际交往能力。

第四节　医患关系的模式转变

从系统论的角度看，医患关系作为一种社会关系存在于一定的社会背景之下，必然受到相应的社会背景下人与人之间一般交往模式的影响。中国的悠久历史文化使得中国的医患关系模式更为复杂多元，值得我们认真关注和发展性地认识。

首先，患者和医生作为特定身份群体是如何形成的？患者，患者，就是患有疾病的人。从自然规律来说，每个生物体都有生老病死的自然演变过程，人类自然也是。在人的生命历程都包括出生、成长、患病、死亡，患病是一个必然事件，因而患者这一群体是天然形成的。小到感冒、近视，大到重大创伤、恶性肿瘤都是疾病，而相应的人都可以自称或被称为患者。人类在从猿到人的进化中一个重要的进步是团体的形成和团体成员之间的互助。同时随着社会分工的发展，或狩猎或稼穑，自然会逐渐出现一部分人来负责照顾群体中的老弱病残，照顾"患者"，虽然在不同时代他们的名字不一样，但都可算是这里要谈的"医生"。

在蒙昧时代，人类的自然科学知识是非常原始的，对超自然力量的崇拜和恐惧是各个文化中普遍存在的现象。面对各种病痛，超自然迷信可能占据着很大部分，人类对疾病的理解也很可能是诸如鬼神不洁等，因而巫师和巫术在这里扮演着医生的角色。在我国4200年前的龙山文化考古中发现了一副身形巨大的骸骨，在其头部有三个规则的圆形空洞，推测是原始的颅骨钻孔术。很难想象龙山文化时代人们已经能知道有颅高压并通过钻孔去降低颅高压从而缓解头痛这样的现代医学理念和方法，较合理的推测是巫师们认为有鬼神附体，想通过钻孔释放出不洁的"鬼怪"而治病。这样的巫师祝祷在中国实际一直存在着，在中医药作为正统医疗和主要医疗手段存在的封建时代，鬼神之说作为补充医疗也是深入人心的。实际上哪怕在今天，在中国的很多地区仍可以找到这些迷信的、"跳大神儿"的人。很多人对于长寿乡、抗癌秘方的趋之若鹜不也还有着这种迷信的影了吗？

在这样的医患关系格局里，医学中很多是迷信，执行医学的"医生"们便是操着各种神秘力量的人，代表着只能服从、不能窥视的神权。

随着人类生产生活经验的不断积累，人类文明进步。关于医学的发展和进步，我们中华民族的传说有很好的暗喻。《史记补·三皇本纪》记神农氏尝百草"始有医药"；据《黄帝内经》等，人们将医学的开创及伟大归功于炎、黄二帝名下。尽管我们相信医学一定是千千万万人在与疾病作斗争的实践中逐渐发展和积累起来的，但是中华民族的先民们在有文字记载的文明之初，将医学功绩归于黄帝，可见医生在先民心目中之崇高、神圣、神秘、权威和不可冒犯。在封建士人的眼中，医学也是一门悬壶济世的学问。据传为范仲淹所云"不为良相，便为良医"大概反映了医生的地位。

在这里，医学是高高在上者的大学问，医生的权威更是掩映在高大的皇权、父权之下的。在神权、皇权、父权中，医生在绝大部分的医患关系中占据着强权、物质资源和知识的主导地位。

近代西医传入中国后，现早已成为我国的主要医学手段。现代西方医学高速发展出现于启蒙运动、自然科学研究兴盛的背景下，是在破除了西方教会神权对自然科学的禁锢后才实现的。在这一文化和哲学背景中，医学的执行者们与患者是对等的权力背景，都是普通市民。虽然因其为人民解除疾苦的工作性质、医生的教育、收入以及相对的社会地位，医生还仍是拥有着普通民众的尊敬甚至畏惧。

但随着时代不断变更和社会文明发展，如今总的趋势是，医学的神秘、高大逐渐被揭去，医生从神权、皇权、父权逐级走下神坛。在工业消费的文化影响下，医生和患者之间还可能就成为服务提供者-消费者的消费模式关系。而我们更提倡在邻人相爱的理念下，医生和患者之间结成伙伴式的模式关系。

值得指出的是，虽然在社会人的层面上患者和医生是越来越趋于平等的关系，但在医生和患者这一对特定关系中，由于医生占据着医疗知识资源、医疗技术资源，患者因疾病而承受着躯体痛苦、内心需求，医患之间在医疗活动上仍是不尽对等的。既然有此不对等，医患关系的行为互动上在医生这一端便仍有可以选择大师风格或导师风格的自由。大师

（Guru）和导师（Master）相对于学生在知识上都是占据优势的，都是给人带去帮助和启发的。但大师更加权威，例如孔子，对学生是家长式的、指导式的；而导师，例如苏格拉底，对学生更倾向于是平等式的、启发式的。

第五节　医患关系模式多样性

医患关系模式是个连续的谱。一个极端是，医生享受高高在上的权威感，要求患者言听计从。但这已经是错觉，医生不代表神权或者皇权或者父权；反而，医生在给了患者这样的不合理期待后如果没有达到患者心理预期，患者会愤怒，会冲突。另一个极端是，有些患者或家属将医务人员视为商品提供者，认为花钱就是买消费的，对医学和医生都缺乏尊重，甚至不近情理、伤害医务人员，这显然也是我们对大众的医学教育中应该纠正的。这两个极端就是绝对以医生为主导的家长制医患关系模式和绝对以患者为主导的消费主义医患关系模式，介于二者之间的有平等、伙伴式的医患关系模式。

为了适应不同的医生和不同的患者，医患关系模式应该是变化和动态的，应该有很多可能性。医疗活动中没有绝对正确和唯一的医患关系模式，只有相对和谐及高效的医患互动关系。不同患者可能因其自身成长、教育、社会经济水平等背景差异而对医生和医患关系模式有着不同的期待。特别是中国的历史积淀、多神传统，在临床上很常见到的是几种关系模式的并存或者互为前景和/或背景。患者可能同时期待医生既能此时此地和此事是强势和权威的，又能彼时彼地和彼事是平等和协商的。医患关系模式在不同条件下可能会有变化。例如在患者挂号这一环节上，能体现不少消费式医患关系模式。在如今有各种不同档次的医事服务费标准和不同门诊单元情况下，患者花费多少去挂一个什么样的号一般已经暗示了大部分患者期待的和大部分医生默认的所提供医疗和服务的复杂性，甚至给予的时间和准备的耐心程度，这些当然会对可能的医患关系模式造成修饰。在临床工作中，医生及时认识和了解患者对自己的期待并采用相适应的沟通方式是很重要的。

家长式模式

医生凭借其（家长式的）权威，为（那些被认为没有能力的）患者做决定，为了患者的益处着想，并据此行动。在这种模式下，医生被当作医疗专家，知道什么对患者是最好的。他/她在一定程度上违背甚至侵犯了那些实际上有能力的患者的自主性，医生坚信这么做是对患者有益的。这类似于上述的大师风格。

在医生和患者的对话中，医生决定将要谈论的话题。访谈用于询问那些不能通过检查直接观察到的诊断标准。访谈集中于躯体上的异常发现。通常，主诉是通过封闭或标准式问题来记录的。在这种模式里，医生在治疗患者时可能得到最优科学标准的最佳指导。他/她贡献自己的专业知识，并在此基础上提供治疗建议。患者只是被告知对所发现异常的治疗方案。默认患者都是会遵从医嘱的。

但在现实操作里，患者可能期待的并不是权威式医患关系，这样去与患者接触，必然会给患者或家属带来不快，引起对方情绪或行为上的对抗。或者即便患者或家属出于诊治的需要而隐忍了不快，可以设想如果医疗结局不满意，患者或家属的失落、气愤会更强，因为家长式或者权威就暗示着医生是强有力的、能控制医疗结局的（表 1.1.1）。

表 1.1.1　家长式模式的优势和劣势

优　势	劣　势
• 通过封闭性问题，诊断是简单而可靠的	• 只关注躯体疾病，而忽略额外的诊断或其他重要的信息
• 通过额外信息，避免了摩擦	• 患者缺乏依从性。有的患者只有在感觉自己被当作人而不只是一个生病的身体来看时，才能建立起信任

消费式模式

当医疗卫生和治疗技术被越来越多视为一种商品。医生就被看作是"商品售卖者"和"售后"服务提供者，患者成为消费者。如果理想状态下，在这一模式里，医生是专家，只决定医疗和技术本身的优质，而患者也是专家并持有决定和使用权。医生的作用限于提供给患者完整和必要的信息并执行患者所作出的决定，那么患者的自我责任能力也足以匹配其消费者心理需求的时候，医患关系也可能将是纯粹和高效的。但实际医疗状况并不是理想的商品和消费关系，况且由于医生对治疗负有最终的责任，仍然需要注意医学科学原则。医生并非必须执行"患者作为消费者"可能作出的所有决定。

在现实操作里，容易出现医生在面对强势的患者时，可能由于与患者互动中在一般人际交往层面以及医学专业诊疗层面不断受挫，而出现被动医疗，不愿坚持医学专家的科学原则，而有临床上保护性医疗：开很多排除性的检查、请很多分担责任的会诊。患者或家属虽然自觉将医疗安全牢牢握在手中了，事实上却是将医生的手脚都束缚住了（表1.1.2）。

表 1.1.2　消费式模式的优势和劣势

优　势	劣　势
• 患者满意；患者可以谈论与疾病无关的事情	• 有执行不符合适应证的治疗的风险
• 医生在更大程度上满足了社会需求	• 常常医生需要对抗患者的意愿，作出不愉快却必要
• 很少有依从性不好的问题	的决定。患者可能转往另一位能满足其愿望的医生。
• 对自主性有强烈需求的患者对这种类型的关系感到满意	很多患者期待情感投入

伙伴式模式

伙伴式模式基于平等双方的合作努力。只有两方一起合作、互为补充的时候，治疗才能取得成功。患者作为能自主做决策的成熟的人而受到尊重（自主性原则）。医生是专家。

医生的任务是告知患者，使其能做出合理的决策。在这种模式里，患者可以、可能、也应该在与医生的谈话中提出自己的问题和立场。他们一起工作，找到最佳解决方法（共同决策）。患者在完全意识到后果的情况下，有权利拒绝任何治疗。医生必须接受这一点。在协商过程中，医生和患者对所有的决策是共同负责的。即使某一方或双方有一些不同的愿望，或认为某种方式更可取，他们对决策也是共同负责的。有些类似于上述的导师风格。

考虑到医患权力关系的历史趋势，医生的主导被不断削弱，伙伴式医患关系模式将是越来越被患者所期待和要求的。从减少误解和利益冲突的角度看，医生应该对主导的权力进行让渡，将医疗回到平等的、伙伴式的医疗服务。在这样的医患关系中，医生以患者为中心，了解患者的需求，成为医疗信息的提供者，帮助患者决定，但不替患者决定，将医疗的决策交给患者，提供患者所需的医疗服务，在疾病的过程中陪伴患者、减轻患者的病痛、治疗患者。不扮演高高在上的自然使者，更不扮演拙劣的医疗商品叫卖者。患者则需要承担更多的自主性，包括对疾病知识的了解，自我健康保护，疾病预防，规范治疗，以及对某些疾病状况的合理期待，而不是蔑视医学、忽视自我健康，或者神化医学、将健康责任全都抛给医院，将医生看作合作伙伴，值得尊重和信赖的健康卫士，不是遥不可及的专家，更不是提供商品的医疗服务员。

如此，将医疗回归到其医疗照料的本质，医生使用专业医学知识、医者爱人的人道主义精神为患者服务，尊重患者个人能力，在平等、伙伴式的关系中影响患者，帮助并逐渐要求患者了解医学，尊重科学，自身参与医疗决策，为自身健康及安全负责（表 1.1.3）。

表 1.1.3　伙伴式模式的优势和劣势

优　势	劣　势
• 患者负责任；避免了依从性差的问题	• 如何告知才能使患者承担责任是有困难的任务
• 医生的压力得到释放，因为他/她不必对困难的伦理问题做决定	• 获取病史需要很长时间；得不到报酬的额外的工作需要医生的理想精神
• 建立信任之后，随后的治疗被缩短了	
• 在长期随访的患者中尤其有用	

第六节　临床晤谈的中心及功能

"医生为中心"和"患者为中心"可以是指医患关系模式中的核心态度，如上一节述，也可以是指具体的临床沟通过程中的访谈技术。此节中主要介绍后者。

一、患者为中心的访谈

主动倾听是以患者为中心的访谈中最重要的方法。医生扮演倾听者的角色，但绝不是被动的。医生的注意力集中在患者认为有关的内容上。医生也是主动的，因为他通过使用聆听的信号（"嗯""是的"）和姿势来表明他正在跟随患者的讲述。这种方式被推荐用于访谈的初始部分，尤其在令人动情的情境下，或者患者自己谈起心理社会压力时。

患者为中心的访谈

以患者为中心的访谈

- 让患者说完话，给他空间
- 使用开放性问题
- 停顿
- 鼓励患者继续谈论
- 转述
- 总结谈话内容
- 反馈患者的情绪

让患者说完话，给他空间

Langewitz 等的研究发现医生常常在 15~20 秒后就开始第一次打断患者。常常第一个开放性的问题（如"什么让您今天来就诊？"）提示患者有说话的空间。如果医生让患者自己结束他在说的内容，随后可以发现患者更配合，说的内容更简短，并只谈论相关的事情。在一次访谈开始时患者说话的平均时间是 92 秒，而 78% 的患者在两分钟内会停下来。

开放性问题

开放性问题是指那些不能用简单的"是"或"否"回答的问题。通过使用开放性问题，医生给予了患者空间和信号，表明他对患者的观点很感兴趣。然而，如果患者不知如何表达，使用封闭性的问题来帮他是有意义的。在问出开放性问题后，不需要额外的问题或解释，因为它们反而会限制了支持性、患者为中心的作用。

停顿

研究发现约 3 秒钟的短暂停顿是有效的。在短暂的沉默停顿时，患者回想起他们可能忘掉的想法。如果患者想补充一些内容，停顿允许他可以继续谈论。患者可能表达那些他/她在犹豫是否启齿的想法。停顿时，医生通过聆听者的信号（"嗯""是的"）和姿势进一步强调了自己在倾听患者，并想给他机会继续谈论。可能有的人担心停顿被理解为能力不够，恰恰相反的是它发挥着调剂解围的作用。能够短暂地思考一些事情是很让人愉快的。医生也会显得感兴趣、冷静和确定。

鼓励患者继续谈论

当患者犹豫的时候，非言语信号如点头能间接鼓励他继续谈论。目光接触也表达着关注和兴趣，并鼓励患者继续谈论。面向患者的姿势强调着医生的存在。一些短语可能鼓励患者谈论，如"嗯"或"啊，是的"。

转述

转述是指使用自己的语言重复患者说过的内容。医生站在患者的角度，集中在患者所说的最有关的内容上。在谈论情绪或私人话题时，使用转述是很好的支持患者方式。而提问更可能打断了对话。转述常常带给患者新的观点，并可以得出让人意外的解决方法。

总结谈话内容

转述的时候，医生只选择信息中最重要的部分，而总结则包括对话中大部分内容。医生用自己的话来总结自己理解的内容。患者之后可以补充被遗漏的信息。这样可以使医生和患者达成一致。医生检查他是否理解了患者所说的内容。总结谈话主要内容也是一种适合转向讨论新话题或宣布访谈结束的方式。这种方式也是以医生为中心的交流技巧。

反馈患者的情绪

反馈情绪与转述非常相似，但反馈主要是针对情绪内容。有时这些情绪是被直接表达的，有时对情绪的反馈则基于观察身体反应或言语之间流露的意思。

随后医生等等看患者是否允许自己指出他的情绪。停顿的时候，患者可以重整自己的情绪。一旦医生描述了这种感受，患者就有可能谈得更多或转换话题。

在患者说了一句有强烈情绪色彩的话之后，医生稍作停顿，而不是立即去安慰患者或转换话题是尤其重要的。对于患者而言，很重要的是他不会感到被打发了，而是得到了医生的兴趣和同情，他感受到情绪是可以被接纳的。

二、医生为中心的访谈

医生为中心的访谈包括很多结构技巧。这些技巧能使访谈更集中和有效。因此，它们补充了已经讨论过的以患者为中心的访谈技巧。

医生为中心的访谈

以医生为中心的访谈

- 透明化

  内容

  环境

  访谈阶段
- 医生为中心的问题类型
- 打断

透明化

保持访谈在一定的时间内完成的基本方法是对访谈的内容、时间框架和不同访谈阶段的转换的透明化。转向新的访谈阶段时应该明确强调。表1.1.4列出提供透明化的重要技巧。

表1.1.4 透明化

内容的透明化
提供你对这次访谈所计划的治疗步骤相关的信息
提供必要的技术支持信息
告知患者你为何这么做,你在做什么
环境的透明化
指出可能的问题
提供访谈时间设置的信息
访谈阶段的透明化
明确表达你希望得到患者更多的解释还是简单的回答
在患者为中心和医生为中心阶段之间转换时,指出这一点
提前宣布访谈的结论

医生为中心的访谈问题

构架以医生为中心的访谈中有多种问题类型(表1.1.5)。

表1.1.5 医生为中心的访谈问题

封闭性问题	能用是、否或短句子回答的问题
	允许对特定的信息提问
	例如:"您是否打过破伤风疫苗?"
选择性问题	已经提供了不同的答案
	例如:"分泌物是绿色、棕色还是发黄的?"
知识性问题	医生提前询问患者对知识的了解程度,随后可以提供更有针对性的信息
	例如:"您自己是否查找过治疗疼痛的信息?"
观点性问题	针对价值体系
	已经预期到了问题,可能需要确定优先选择
	例如:"您怎么看待服药这件事?"
质询性问题	当患者意图不明地提问时
	在回答之前需要更多信息
	通常在攻击性、困难的患者中很有用
导向性问题	被访谈者被给予一个特定答案
	"您肯定不希望再有疼痛了吧?"
	总体上这类问题应该被避免,除非在仔细斟酌之后被认为还是合适的,试图说服患者的
行为性问题	表达要求做某事
	"你能用自己的话再总结一下吗"

打断

访谈过程中，为了停在某个话题上时，可能有必要打断一些患者的话。打断通常被认为是不礼貌的，因此必须使用患者能接受的方式，并且之后回到打断的话题上。

打断的四个因素

（1）直接打断

医生称呼患者的姓名，看着他的眼睛，并可能甚至碰触他的胳膊。

（2）总结

医生示意他理解这个话题对患者来说很重要，但即便如此，现在也不能继续讨论了。

（3）重复访谈目标

医生重复访谈目标，甚至指出如果访谈结构不能维持将带来的后果。

（4）获取同意

最后，医生询问患者是否同意这么做。如果再发生其他打断，这让医生有可能提醒患者就此已经做出的同意。

学习和熟知以上两种不同的晤谈模型，最重要的是医生需要根据医疗任务、晤谈主题、场合和患者人格不同来决定访谈的方式更应以患者为中心或以医生为中心。如在医学急症情况下，医生必须紧扣医疗重点准确获知当时的总体情况，使用医生为中心的晤谈并通过向患者或陪同人员询问有针对性的短问题来做出倾向性诊断，如"您现在疼吗？您有糖尿病吗？您吃了什么药？"。而如在患者面对疾病时产生的情绪危机场合下，医生需要能及时切换到以患者为中心的晤谈，提供给患者情绪释放的机会，用自己的话总结他/她听到了什么，并反馈患者的情感。因此，根据不同的访谈场合，平衡地使用以患者为中心和以医生为中心的访谈技巧是必要的。

第二章 医患沟通学习方法

"不学诗，何以言；不学礼，何以立。"这还仅是针对基础的对人的尊重和礼仪层面，针对之前提到的医患关系的第一个层次，即社会人之间的人与人的关系。

更重要的，是针对医患关系的第二个层次，即行医职业中的求助者与被求助者、服务者与被服务者、专业人员与非专业人员之间的职业关系。医学这样一个包含如此之多情感、伦理、哲学直至人之最基础关注——生死——的工作。医学绝不只是医学技术，医学需要为有感情、有需求、有"故事"、有价值判断、有意义追求的具体的人服务。没有适当的沟通就谈不上把患者看成完整的"人"、谈不上了解患者这个人的生活、喜怒哀乐和价值倾向，也就谈不上尊重患者的自主性和知情同意。医患沟通学习的目的就是建立起信任的、合作的关系，更好地了解患者这个"人"，将医学知识和技能在这些前提下用于和患者共同面对和处理疾病问题，最终实现改善患者治疗结局、就医体验以及医患关系。

第一节 医患沟通中的常见障碍及应对

1. "时间不足"，这是医生们最常反映的困难。在临床工作中，能够分配到每个患者的时间不足，在门诊时间可能更少。这当然是一个重要的事实，需要医疗管理者们关注和作出调整，例如加强医疗人才的培养、缓解医疗资源不足的现实问题，例如设定适当的工作量允许医生能有时间去和患者作足够深入的沟通，例如对医生的医患沟通工作也做出认可——不仅是各种医疗诊断和治疗操作是医学活动，与患者的沟通也是重要的医学活动。但落实到每个医生，还是要分配尽量足够的时间进行医患沟通的工作。

2. 医生认为"只需要看好病"，不需要关注患者的心理社会问题。这显然是个错误观念，忽略患者的个人体验和价值倾向是危险的。这一想法的背后可能是医生还停留在生物医学模式、将医学降级为技术的错误观念，也可能还有害怕接触或者不知如何接触患者的和医患关系中的各种负性情绪的心理防御。

3. 医学活动的特质：理智化行为。医学教育和医疗技术训练中的一个重要内容是系统学习疾病知识和治疗；并在面对病痛时能够准确迅速地搜集信息并做出正确的判断。这不仅构成医生在经过多年医学培训后能够治病救人的核心，也形成医生天长日久后最为擅长的行为品质。医生在通过视、触、扣、听的体格检查寻找异常体征时，在对疾病症状与病理发现进行系统分析时，他们的思考通常处在一个更为抽象的水平。趋向于将患者看作一个个器官系统组成的生物体，较少考虑患者个人的情感、体验等。同样，医生在治疗时，趋向于需要与鲜活的"人"隔开一定距离，如通过手术铺巾（当然手术铺巾的一个主要功能是无菌操作），更多关注身体局部器官和功能。这样做帮助医生在做腰穿甚至开腹、开颅手术等危险和复杂的操作时心不慌、手不抖；帮助医生在明知某个手术风险很大时也能极力认真地去完成。这种心理机制就是理智化（intellectualization），就是从科学的、理智的角度去看问题，而适当压抑情绪感受。例如对急腹症需要观察疼痛变化，不能轻易使用镇痛药，便要理智地、同时无奈地面对患者的痛苦。

人在无意识中会更多使用自己擅长的心理防御机制。如果医生多年的培训和实践中最擅长的就是理智化，那么他/她确实有可能过多使用理智化行为。

显然，这样的理智化应该限于在固定的环境和程序中，应该是暂时的，不应扩展到与患者的平常接触中，更不应扩展到临床诊疗的每一个环节。否则，在与患者和家属建立关系或协商治疗时也都高度"理智化"，就会显得"冷冰冰"。

4. 患者对医生和医学的不合理看法和期待，如对医生缺乏合理的尊重，将医生丑化为"披着白衣的狼"（冷漠、自私）；又如对医疗缺乏合理的预期，没能"药到病除，包治百病"，就是治疗效果不好，医疗结局不符合期待就指责医生缺乏责任心、失职。这当然对医生是不公平的，处于被质疑状态时人的本能反应就是反击或者回避。在这样的困难情形下，医生就更需管理好自己的本能反应，回到适当的沟通框架下（具体可参考之后面对愤怒患者以及面对困难患者相关章节），耐受不良情绪，指出患者情绪，适当共情，继而提出合理的解释和协商。

5. 医生的沟通培训和经验不足。这是需要理论结合实践不断学习、印证、巩固的过程。只是了解理论，临床实践不提高，无异于纸上谈兵；但沟通也绝不只是在什么时候该说什么话，该做什么表情，需要更深的对人的理解。

6. 缺乏不断练习和熟悉掌握的实用方法。学习的目的是形成记忆，而记忆分为陈述性记忆和非陈述性记忆（图1.2.1）。陈述性记忆（declarative memory）是指我们可以通过有意识的过程而接触（或访问）的知识，包括个人的和世界的知识。通常医学教育中，我们记住解剖的位置、用药的剂量、诊断的标准等，都属于陈述性记忆。这类记忆可以通过背诵、讲座等形式形成。

非陈述性记忆（nondeclarative memory）是指我们无法通过有意识的过程而接触的知识，例如运动和认知技能（程序性知识）、知觉启动以及由条件反射、习惯化和敏感化引发的学习行为。我们的各种技能都属于非陈述性记忆，如游泳、骑车，以及我们习惯性的思维方式等。非陈述性记忆的形成有赖于实践，就好像游泳是无法通过说教来掌握。而医患关系和临床沟通能力无疑是一种非陈述性记忆，其形成需要不断的实践！这是一种自然的流露，只有经过反复的训练、体验，和反馈，才能将一种意识转化为可见的行为。

在当今医患关系与临床沟通技能教学中，模拟真实情境或结构化案例教学是公认最有效的教学方法。常见方法包括角色演练和戏剧技术，戏剧技术包括临床情景剧、社会剧或心理剧等。我们提出使用临床情景剧促进医患沟通能力的形成和不断练习强化。

角色演练和戏剧技术已经广泛应用于医疗领域，如医生和护士的沟通能力训练，如何实践缓和医疗与临终关怀，以改善医患沟通能力。实践证明，其有助于强化基础沟通能力，训练医生更好的共情，更细致的评估患者及了解医生自己，提高患者的安全性。上述技术可以有效地提升学生学习的兴趣，巩固既往的学习知识，实践医学科学方法。教学过程中

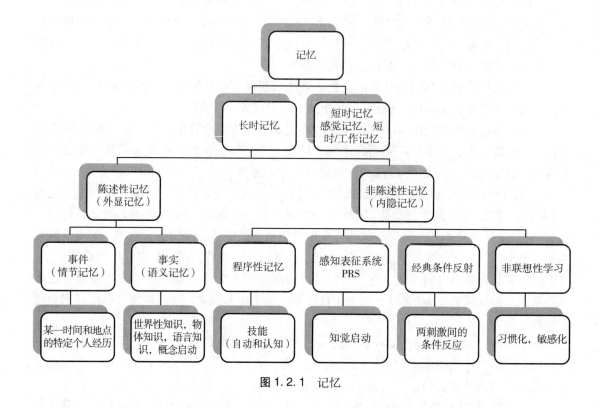

图 1.2.1　记忆

所提供的快速、及时的反馈也是非常有效的教学工具，可以帮助学生更好地自我发现和自我理解。角色演练可以帮助学生更好地设身处地，共情他人，而这种能力会导致强大的行为和态度改变。

角色演练和戏剧技术可以作为教室与临床之间衔接的纽带，为医学生提供一个安全、低风险的学习环境，同时避免了由于真实患者相关的伦理限制。从课程的角度来看，角色演练和戏剧技术可以作为讨论的具体基础，将学术材料转化为生动、鲜活的感受。作为一种灵活的教育方法，角色演练和戏剧技术可以在范围和深度上进行调整，有助于帮助学生理解和探索复杂的健康问题。相对于讲座，角色演练和戏剧技术可以有助于学生回忆起更多的信息，并且更能唤起学生的兴趣，最重要的是可以从医患双方的视角去体会不同角色的内心需求，更好地提高学生的共情能力，促进沟通技能的掌握以及在实际临床工作中的应用。

第二节　医患沟通的伦理学和法律原则

一、伦理学原则

关于伦理学理论构建，有两个主要的基础性哲学概念体系：责任伦理体系、目的道德体系。责任理论的基础在于规则，而目的理论的基础在于结局。从这些理论发展出具体的伦理学原则，如 Beauchamp 和 Childress 所提出的：自主（autonomy）、行善（beneficence）、不伤害（nonmaleficence）、公平（justice）。自主和公平来源于规则基础，行善和不伤害来源于结局基础。显然这些原则都是正确的，但在具体案例中却有可能会出现冲突，医生常常需要在具体案例中具体分析判断，重要的是，在分析判断时需要整合进患者的视角。

1. 尊重自主性

具有决策能力的成年患者有权对他们的医疗做出倾向性选择。这一权利的保障是知情同意这一法律约束。患者必须在接收到关于疾病性质、所推荐治疗的预期后果和替代治疗后给出其自愿的同意。

这可能是医学伦理学中最重要的概念。这意味着对患者进行任何医学操作或治疗之前都需要取得患者同意，否则就构成对患者权利的侵犯。患者不只是一个有病的人和一个被实验的对象，而是一个有独特价值和尊严的人。患者不仅是医疗和医患关系的客体，而且也是主体，患者直接参与对自身所患疾病的认知过程。知情同意体现了医患双方在疾病诊治过程中的相互尊重，相互参与和相互合作，表达了医患之间对治疗方案、措施的相互了解。这种医患在双方交流中建立的相互尊重，真诚和信任，就成了良好医患关系最坚实的基础。知情同意表达了医生与患者关系之间的忠实。医生有义务尊重每个有能力（competent）的患者的自主性。患者是最终的决策者。如果患者不能作出决定，则必须尊重患者的授权监护人的同意，除非在某些危急情况下（患者意识不清需紧急手术或治疗但无法联系上患者监护人时）。英国邓肯（Duncan）教授主编的《医学伦理学词典》对同意作如下解释："在医疗实践中，同意意味着治疗、检查须获得患者准许，甚至在所有患者身上进行的医疗措施都须经患者同意。当患者年龄小于 16 岁时，须经患者父母同意，当患者神志不清或无意识时须经其最亲近的人同意，除非在一些急诊无法获得同意时。"

但是，对自主性的尊重不一定超越其他伦理原则，例如患者要求某个医生确知不会有效甚至会伤害其健康的治疗时，这时自主原则与不伤害原则发生冲突，这样的两难处境下医生可能需要做出权衡选择。

> 对了解患者自主性需要回答的问题：
> 1. 患者是否具有完备的精神行为能力，是否有不完全行为能力的证据？
> 2. 如果患者有行为能力，患者对他的治疗有什么倾向性？
> 3. 患者是否被告知了益处和风险，是否理解了这些信息，是否给出了同意？
> 4. 如果患者没有行为能力，谁是适当的监护人？监护人是否在使用适当的标准进行决策？
> 5. 患者是否不愿意或者不能配合医疗？如果是，为什么？

最重要的，患者进行选择的权利是否在伦理学和法律范围可能的框架下得到了尊重。

2. 行善

行善原则简单来说就是医生有义务为患者的最大利益作为。行善是医学的核心价值，很可能是整个医疗行业最为普遍认同的原则。

> 对了解行善原则需要回答的问题：
> 1. 患者的主诉是什么？病史是什么？诊断是什么？预后如何？
> 2. 患者的问题是急性的、慢性的、危重的、紧急的、可逆的？
> 3. 治疗的目标是什么？
> 4. 治疗成功的可能性有多大？
> 5. 如果治疗失败，接下来怎么办？
> 6. 最重要的，患者从治疗中能得到什么益处？

3. 不伤害

不伤害原则看起来是非常清晰明了的，但在复杂的实际临床中，医生常常需要权衡某个治疗干预给患者带去的帮助多还是伤害多。例如，给癌症相关不可治愈的疼痛的患者给予镇痛药物治疗帮助他们减轻疼痛痛苦，但可能带来呼吸抑制的副作用，甚至可能加速患者的死亡，这样的情形下医生处于行善和不伤害原则的冲突中。

> 对了解不伤害原则需要回答的问题：
> 1. 患者治疗与不治疗的临床差别会有多大？
> 2. 患者治疗后可能需要承受的躯体、精神和社会损失可能是什么？
> 3. 对不可治愈的疾病，有没有理由和计划放弃治疗？
> 4. 对不可治疗的疾病，有没有舒缓治疗的计划？

4. 公平

公平原则要求医学决定是在理智和诚实的条件下做出的，必须识别和避免自私或者偏倚的影响。对很多人而言，公平原则还包括"公平分配"的概念，这是指医生不仅对某个患者有义务，还对更广大患者群体或者社会有公平分配资源的义务。在面对个体患者时，经常可能出现其他原则与公平的冲突，例如患者不符合急诊就诊适应证，应到门诊就诊处理常规问题，而患者因为时间安排等个人考虑坚持要在急诊就诊，医生就面对着尊重患者个人自主性原则和行善原则这两者与公平原则的冲突。

> 对了解公平原则需要回答的问题：
> 1. 医生是否对患者以及/或者治疗选择有先在的个人价值倾向或偏见？是否考虑了患者个人价值倾向？
> 2. 是否存在资源分配的问题？
> 3. 患者是否是科研或者教学相关案例？
> 4. 患者与医生或医疗机构是否存在个人相关或者利益相关？

二、法律原则

但是，对现实的医疗相关纠纷或投诉做出处理的力量并不是哲学或伦理学，而是法律。法律提高了对个体患者的保护，约束了医疗的家长制作风。我们倡导的以患者为中心的核心理念与此是一致的。但法律约束的一个可能影响是医生为了保护自己不陷入法律纠纷可能过度检查排除隐患或者回避困难案例，但这样的"过度保护"实际上并不能真的有"保护"作用，反而可能使自己陷于不当医疗风险。

对此，我们必须有清醒和清晰的认识：在医患沟通中需要注意到法律的要求和约束。以下附上《侵权责任法》中医疗损害责任相关章节作为基础学习。但须知，医疗相关法律条款不限于《侵权责任法》，医生的专业能力在于医学而不是法学，对法律条款的解读也不在医生的专业能力范围内，因而在遇有不确定案例时，应当寻求专业法律人士意见。

附《中华人民共和国侵权责任法》（2010 年起实行）

第七章　医疗损害责任

第五十四条　患者在诊疗活动中受到损害，医疗机构及其医务人员有过错的，由医疗机构承担赔偿责任。

第五十五条　医务人员在诊疗活动中应当向患者说明病情和医疗措施。需要实施手术、特殊检查、特殊治疗的，医务人员应当及时向患者说明医疗风险、替代医疗方案等情况，并取得其书面同意；不宜向患者说明的，应当向患者的近亲属说明，并取得其书面同意。

医务人员未尽到前款义务，造成患者损害的，医疗机构应当承担赔偿责任。

第五十六条　因抢救生命垂危的患者等紧急情况，不能取得患者或者其近亲属意见的，经医疗机构负责人或者授权的负责人批准，可以立即实施相应的医疗措施。

第五十七条　医务人员在诊疗活动中未尽到与当时的医疗水平相应的诊疗义务，造成患者损害的，医疗机构应当承担赔偿责任。

第五十八条　患者有损害，因下列情形之一的，推定医疗机构有过错：

（一）违反法律、行政法规、规章以及其他有关诊疗规范的规定

（二）隐匿或者拒绝提供与纠纷有关的病历资料

（三）伪造、篡改或者销毁病历资料。

第五十九条　因药品、消毒药剂、医疗器械的缺陷，或者输入不合格的血液造成患者损害的，患者可以向生产者或者血液提供机构请求赔偿，也可以向医疗机构请求赔偿。患者向医疗机构请求赔偿的，医疗机构赔偿后，有权向负有责任的生产者或者血液提供机构追偿。

第六十条　患者有损害，因下列情形之一的，医疗机构不承担赔偿责任：

（一）患者或者其近亲属不配合医疗机构进行符合诊疗规范的诊疗

（二）医务人员在抢救生命垂危的患者等紧急情况下已经尽到合理诊疗义务

（三）限于当时的医疗水平难以诊疗。

前款第一项情形中，医疗机构及其医务人员也有过错的，应当承担相应的赔偿责任。

第六十一条　医疗机构及其医务人员应当按照规定填写并妥善保管住院志、医嘱单、检验报告、手术及麻醉记录、病理资料、护理记录、医疗费用等病历资料。

患者要求查阅、复制前款规定的病历资料的，医疗机构应当提供。

第六十二条　医疗机构及其医务人员应当对患者的隐私保密。泄露患者隐私或者未经患者同意公开其病历资料，造成患者损害的，应当承担侵权责任。

第六十三条　医疗机构及其医务人员不得违反诊疗规范实施不必要的检查。

第六十四条　医疗机构及其医务人员的合法权益受法律保护。干扰医疗秩序，妨害医务人员工作、生活的，应当依法承担法律责任。

参 考 文 献

1. Kurt Fritzsche，等著. 心身医学初级医疗的国际入门读物［M］. 熊娜娜，曹锦亚，译. 北京：中国协和医科大学出版社，2016.

2. 曹锦亚，魏镜，史丽丽，等. 医学活动中的共情及困难：巴林特工作对促进共情的作用［J］. 医学与哲学，2015，36（4B）：4-7.

3. 姜忆南，魏镜，曹锦亚，史丽丽. 临床情景剧在医患沟通培训及考核中的应用［J］. 基础医学与临床，2017，37（2）：277-280.

4. Langewitzetal. Spontaneous talking time at start of consultation in outpatient clinic：cohort study［J］. BMJ 2002；325：682-683.

5. Cao JY，Wei J. Evolution of the perception of the doctor's role in China［J］. Lancet. 2014；384（9945）：742.

第二篇

理论及实践

第一章　临床医患沟通的心理学基础和心理学技术

第一节　临床医患沟通的心理学基础

一、沟通的一般心理模式

（一）沟通的基本元素

沟通是一个多元的过程，包含了背景、知觉、解释、感觉、意图、行动几个不同的元素（图2.1.1）。

晤谈与沟通是一个多元素同时复杂交替作用进行和完成的过程，这些元素主要包含背景信息、感觉知觉、思维解释、情感感觉、动机意图、言语行动等。

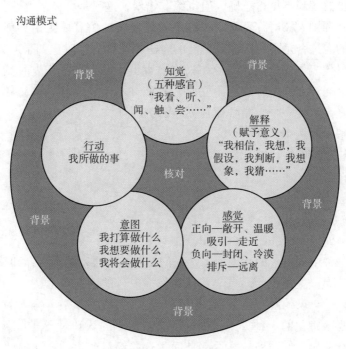

图 2.1.1　沟通的模式

1. 背景信息

每进入一个新的晤谈与沟通情境，我们都会带着过去经验建立的背景，包括最近的经验，也包括生命早期的经历，这会让新的晤谈与沟通情境受到过去的影响。例如：一个人今天诸事不顺、心情烦躁，当遇到一个陌生人时，他会以烦躁的心理背景与对方互动；相反，如果一个人心情愉快，他会以积极的心态与对方互动。背景信息还包括对晤谈对象的既有认识和了解。

2. 感觉知觉

晤谈与沟通中，我们通过自己的感官——看、听、闻、尝、触，在短短几秒钟吸收到数百万的信息。虽然大部分是潜意识在运作，但确实能如此迅速地吸收那么广泛的信息。有趣的是，这几百万项资料，没有一项具有任何意义——它们纯粹是刺激神经系统的结果，而大脑只会以新鲜的感官数据——形状、颜色、质地、气味及声音来体验。这些都是现象——一缕香气、一些细微的声音、对方脸上的表情。这些知觉本身并没有任何意义，但是为了更了解世界，我们无意识地加工这数百万数据，进行解释的心理工作，为的是要使这些数据有意义。感觉知觉是通过感官完成的，解释则是赋予意义的心理活动。

3. 思维解释

观察一个对象时，可以看到他的坐姿、肤色、双手放的位置、服装的颜色和样式、发型等。基于这些印象，我们会统合出一个整体的画面，这就是解释。重要的是，要明白解释并非正确无误——它只是根据观察所做的推测。这些解释将通过感官收集到的大量信息变得容易理解，虽然解释不见得正确，但也绝非错误，这只是个体了解这些信息的方法。

一个人要经常和别人核对，看看对方是不是同意你的解释。无论如何，我可以和你印证一下，我对你的看法，是不是跟你对自己的看法相符合。这时，如果对方同意你的看法，不代表你正确，只代表你们意见相同；如果你们意见不同，也不代表我错了，只是我们理解或认识不一致。当双方的解释有所不同时，我们并不需要互相赞同；相反，我们可以对对方的观点保持好奇，使一个人能敞开心胸继续学习。

以下是一些解释的例句：

"我相信你是诚实的。"

"我想你很害羞。"

"我想象你很不舒服。"

"我推测你在想别的事。"

……

思维解释是一种主管思考的心理加工，我们常犯的错误就是把解释和感觉相混淆。"我感觉你……"并不是描述感觉，而是"我认为你……"的错误表达。

很多人害怕表达自己的解释，因为评价或判断别人被看作是不恰当的。其实判断（解释）只是你把数据合理化的一种方式，为的是要更深刻的认知对方。判断只是把杂乱的数据加以区分产生意义而已。种种的感觉都是通过这些解释产生的：你的感官如何解释这些数据，促使你接近或是远离对方。

4. 情感感觉

由于有了你的思维解释，你才发展出情感感觉。情感感觉是和血流与能量变动有关的身体经验，基本上可以分为两种：正面的和负面的。

出现正面的感觉时，体内血管会扩张，一种温暖的感受与身体舒适的感觉随之而来。当你体验到这种种正面的感受时，你会想用下面的话来传达："我喜欢你""我被你吸引""我想接近你""我跟你在一起很舒服""我觉得跟你很亲近""我觉得跟你在一起很温暖"。整体的经验是觉得亲密而舒服，有接近对方的欲望。

当出现负面的感觉时，体内血管会收缩，觉得紧张、不舒服、冷漠，有想要退避的欲望。你可能用下列句子表达负面的感受："跟你在一起不太舒服""我不喜欢你""我觉得跟你很有距离""我怕你""我恨你""我想远离你"。整体的感受是疏远、冷漠和排斥的感觉。

出现负面的感受并不表示对方是坏人或者谁有错误，只单纯反映出有负面感觉的人内在的批判，他经验到想要离开或者想要战斗的欲望。正、负面的感觉与选择和评价有关，并不能真实反映出对方的价值，只是反映出有这些感受的人内在评价的过程。同时，感觉完全建立在自己的背景及解释之上。同一份知觉，可以因为不同的背景和解释而带有不同的色彩，任何知觉都可能有正面或负面的感觉。

5. 动机意图

动机意图是在意识状态下运用意志把你的感觉转化为行动。每一个感觉知觉、思维解释、情感感受的情节，都有可能发展成你想怎么做的企图。其实，你不必听从自己的感受，人是有自由意志的，所以决定的行动也可能与感受相反。同时，在晤谈与沟通中我们也随时准备好探索和询问"你告诉我这些事的意图是什么？"。澄清意图能使晤谈与沟通更有深度。例如，一个人表达愤怒时，可能是意图求助，也可能是企图控制对方。

6. 言语行动

一旦我们清楚了自己的感觉知觉、思维解释、情感感觉和动机意图以及这些元素之间的关系，付诸行动的决定就会简单明了，并且会更有效地去执行。有了这样的驾驭能力，人就更能为自己负责，更能体会到自己是如何造就自身的存在。

尽管上述的晤谈与沟通现象是按照次序描述的，它们实际上常常同时产生，不必一定按照上述顺序。我们可以从任何地方开始，然后觉察当时产生的所有相关因素。

（二）沟通中常见的错误

1. 以"客观现实"的名义

在沟通中我们对外在世界的感知觉进行思维解释，但这种解释并不等于客观现实，而是我们主观意识对感知觉信息的加工，而这种加工受到我们个人背景和环境背景的影响，带有个体的主观性。例如：某种药物的价格是每天20元，患者根据他/她的个人经验认为"这是一种很贵的药"，而医生根据大量的临床信息判断"每天20元的花费可以节约很多其他的支出，这笔花费不算贵"，虽然感知觉是一样的，但思维解释不同，得出的结论也不同。更加复杂的是，我们对同一对象的感知觉也经常有差异，两人吃同样一种咸味食物，很可能一个感到"很咸"，而另一个感觉"有点咸"，而在感知觉的差异基础上，双方的评价很可能大相径庭。

这一误区经常带来"对错之争"，我们没有清晰地意识到自己的解释不等于客观现实，而他人会有不同的解释，双方都认为自己的感知和判断是正确的，不认可别人的体验和判断，以至于沟通不畅。

为打破这一误解，我们的预设为：每一个人的解释都可能有对有错，沟通的目标并非争论对与错，而是交流我们对事物的不同体会和理解，进而为解决问题找到出路。

2. "我知道你是怎么想的"

在沟通中，每个人的言行背后都有他/她个人的意图，而我们都会猜测他人的意图，并且认为"我了解对方的意图"，尤其是常常认为"我了解对方对我的看法/态度"。例如：某个患者没有把在外院的病历交给医生，医生据此判断"他不信任我"或"他想考我，看我的结论和其他同行是否一致"。医生开了药，患者认为很贵，进而推断"医生想坑我"。这都是我们对于对方意图的猜测，我们也常误认为这些猜测就是现实，误以为我们有洞察他人意图的超能力。

而事实是：我们只能知道别人的言行对我的影响，以及我自己的意图。我们不可能阅读别人的思想和情绪。我们只有通过沟通去核对别人的想法和意图，才能接近对方的真实想法。

还有类似的误区"你应该知道我是怎么想的"。误以为他人有洞察我的思想和意图的超能力。这种情况在亲近的关系中更为常见，例如孩子认为父母了解自己，应该知道自己的想法，或者恋人之间认为对方应该了解自己的心意。

3. 沟通的目标

如果有人问"你沟通的目标是什么？"，我们可能会对不同情境、不同社会关系的沟通分别加以阐述，每一次沟通有一个不同的目标。

而同一次的沟通，我们也常带有不同的目标。对于患者求医意图的研究结果显示：他们寻求的帮助有三个方面：①情绪的支持；②信息及放心；③医学检查和治疗。这一现象告诉我们：同一次沟通可以有多重的目标。

我们可以把目标分为两部分：

第一部分是信息交换和解决问题，这一部分常常是显性现实层面的，相对容易觉察、定义、计划和操作；

第二部分是沟通双方的心理目标，这部分常常是隐性的，未被清晰地意识到，但又常起到关键的作用，例如被关心、被尊重、被理解、被认可。在生活中我们听到别人说"同样的话，我说的他不听，您说的他就接受"，差别往往是在心理的层面。

沟通中的误区在于：两个部分都是我们需要考虑到的，但常会顾此失彼。仅抓住第一部分的目标就像和机器人打交道，忽略了对方的心理需求；仅抓住第二部分的目标可以建立起不错的人际关系，但失去解决问题的方向。

二、医生的职业化角色

（一）医生的职业化

所谓职业化，就是一种工作状态的标准化、规范化和制度化，即要求人们把社会或组织交代下来的岗位职责，专业地完成到最佳，准确扮演好自己的工作角色。

医学同时具有两个属性，自然科学属性和人文属性。相应地，职业化知识和技能是对医生的医学科学能力要求，职业化素养和职业化行为规范是对医生的医学人文能力要求。这两个层面的要求互为补充，不能替代彼此——并不是提高了医学科学能力就可以不要求人文能力，也不是拥有了强大的人文能力就可以忽略科学能力。不过，医学科学能力培训确实会有对于人性化的影响。

（二）医生职业与去人性化 （dehumanization）

去人性化中所指的"人性"（humanness）是一个特定的心理学概念，即一个人或者个体（person，individual）被体验为"人"（human）的一些特征总和。而不是指一般语汇中指代"善良、仁慈、友爱"等伦理道德意义的"人道"（humanity）。去人性化的定义为：将另一个人或者群体感知为缺乏人性（humanness），而人性则是指一个人之所以成为人的一些特性。

医学教育和医疗技术训练中的一个重要内容是系统学习疾病知识和治疗，并在面对病痛时能够准确迅速地搜集信息并做出正确的判断。这不仅构成医生在经过多年医学培训后能够治病救人的核心，也形成医生日后最为擅长的行为品质。医生在通过视、触、扣、听的体格检查寻找异常体征时，在对疾病症状与病理发现进行系统分析时，他们的思考通常处在一个更为抽象的水平，趋向于将患者看作一个个器官系统组成的生物体，较少考虑患者个人的情感、体验等。同样，医生在治疗时，趋向于需要与鲜活的"人"隔开一定距离，如通过手术铺巾（当然手术铺巾的一个主要功能是无菌操作），更多关注身体局部器官和功能。这样做帮助医生在做穿刺（甚至开腹、开颅手术等危险和复杂的操作）时心不慌、手不抖；帮助医生在明知某个手术风险很大时也能极力认真地去完成。这种心理机制就是理智化（intellectualization），就是从科学的、理智的角度去看问题，而适当压抑情绪感受。例如对急腹症需要观察疼痛变化，不能轻易使用镇痛药，便要理智地、同时无奈地面对患者的痛苦。

有研究发现，经过专业培训的医生与非医生相比，在观察针刺进入各个身体部位的录像时，对疼痛产生共情的脑区（如前扣带回、前岛叶皮层、导水管周围灰质）更少见到激活活动；而那些执行控制、自我调节以及理论思维的脑区（如内侧和背外侧前额叶皮层和颞枕交界区）可见更多的激活活动。也就是说，理智化是一种有效的防御方式，有助于医疗工作的正常、顺利、安全地完成。

这样的"去人性化"是受过医疗培训的人在固定的环境和程序中高度科学化的工作，应该是暂时的，不应扩展到与患者的平常接触中，更不应扩展到临床诊疗的每一个环节。否则，在与患者和家属建立关系或协商治疗时也都高度"理智化"，就会显得"冷冰冰"。然而，人在无意识中会更多使用自己擅长的心理防御机制。如果医生多年的培训和实践中最擅长的就是理智化，那么他/她确实有可能过多使用理智化行为。

（三）医生的职业化能力——共情

共情对应英文词"empathy"，最初用于描述美学中人在感知某一对象时能够设身处地感受到该对象的感受。例如在观看一座雕塑时观者也似乎能感受到雕塑人物的肌肉紧张和内心活动。有主体对客体"投情"的意味。

人作为一个封闭的实体，如何能感受到外在的另一个人的主观体验？胡塞尔认为这是通过共情完成的。人对自我的感知，不是一个血和肉的"物"（object），而是"我"这个主观体验，即"主体"（subject）。在婴儿的早期体验中，自我和周围世界是融为一体的，其他人的一举一动都会被"我"体会成自我的一部分。例如母亲离开了视线会被婴儿体验为离开了自我这个世界；我又存在于其他人的反应中，例如母亲的表情中。在婴儿对自己身体的控制能力增强之后，会体验到自己的身体这个封闭的实体与环境之不同，并逐渐发展出自我的感念。而环境中其他的人则从之前的自我世界中分化出来。但婴儿仍能非常直观地感受到其他人作为主体的内心体验。因此，共情是人的一种固有能力。但从基础的共情而来的直接感受可能不够准确及细腻，还经常需要再构造。

镜像神经元的发现为共情提供了神经生理学的支持。Rizzolatti 等人在研究恒河猴的前运动皮层中发现了镜像神经元，该区神经元在恒河猴实际操作某个动作或看到实验人员操作某个动作时都会产生同样的放电。之后研究者们采用脑成像技术如 PET、fMRI 等在面部情绪判断、触觉、嗅觉、痛觉等领域中发现人类大脑也存在着镜像反应，即涉及自身感觉或情绪加工的区域在观察到他人的感觉或情绪状态时也会被激活。人脑中具有基础镜像反应特性的区域位于顶下小叶和额下皮层，后者包括额下沟和腹侧运动前区，而镜像系统的视觉输入主要来源于颞上沟的后侧。由于镜像神经元系统能将观察到的他人的活动和体验转换成自身神经活动的形式，导致相同或相似运动和体验感受的产生，这被认为是共情产生的可能的神经机制。

目前认为共情具有以下特征：①共情是一种情绪情感状态；②是与他人的情感状态同形的；③是由观察或模仿他人的内在状态所激发的；④个体能够区分自我和他人的情绪。

共情是人与人主体之间相互链接的一种方式，也是医生职业化的核心能力之一。很多研究发现共情对提高临床医患关系品质、促进患者身心健康和提高医生自身工作价值感都具有重要的作用。

通过共情能力的培训，医生尝试进入患者的情感世界，有助于避免将患者看作一个个案例。

但同时，我们确实看到医生们因为医患角色差异、自身情绪压力、医患关系压力而有时难以对患者进行共情。可以分别尝试如下解决可能性：

（1）医生和患者可能因不同教育、文化背景以及患者病后身体、情绪和社会功能改变等因素而有距离。海德格尔提出，共在（Being-with，Mit-sein）是共情的基础。可见，"同一个世界"这种基础同一感对于共情极为重要。例如，有时同乡、同校、同专业、同年等简单相似性就能让人们距离拉近。我们可以通过倾听进入患者的生命世界，看到患者作为另一个主体的丰富细腻，与自己同样生活在这个世界，减少高高在上或者远远观望的距离感。

（2）医生个人情绪压力大，甚至情感耗竭状态，例如在医生被不合理地挑战或质疑时。这时医生需要首先寻求和获得情绪支持，在感受到自己被支持和充电后，才可能向他人付出共情性的感情。

（3）医患关系中的移情和反移情，使医生做出不合理的下意识判断、反应。可以通过反思，增加自我觉察进而减少不合理的情绪（例如反移情带来的固定模式情绪激活），增加对患者的觉察进而形成对患者的更全面、合理、共情性的认知。巴林特小组工作就是一个很好的提供情感支持和反思的方式（详见第五章）。

（四）医生的职业化与自我认知

认识自己（γνῶθι σεαυτόν，英译 know thyself）——这几个字刻在德尔菲阿波罗神庙入口处的上方。这也是苏格拉底常引用的一句话。

1. 认识你的系统

医生存在的目的和职责是治病救人、救死扶伤。医生是高付出、高压力的群体，除了一般人都会面对的家庭、经济压力和现实的工作强度、时间负荷之外，还面对着常人少能体会的责任、不确定性、生与死以及无谓的误解甚至伤害，医生也是最有成就感的群体：他们从事着人类最为深刻的工作，具有其他工作不可能带来的体验和成长。

是什么样的一些人成了医生呢？现在的医生们基本都是经医学生、住院医生、主治医生慢慢长成的。医学生可能来自非常不同的背景，父母可能是工农商学兵各行各业，医学生在高考前可能对医学了解或者不了解，读医之后可能对医学感兴趣或者不那么感兴趣，但绝大部分人在经过医学院这个大熔炉锻造、最终完成医学培训并选择医生作为职业者，都有着相似的医疗理念和行医行为，否则难以经过这层层考核、这多年的临床磨砺和同行压力。

现实状况是，绝大部分的医生都在医疗机构里工作，而且中国的医疗资源是倒金字塔分布，即大部分医生都在优质的三级医院工作。大的医疗机构资源集中，培训完备，在医生需要得到同事帮助、指导的时候能够很容易获得这些帮助和指导。但同时机构作为框架，一定也有时候给医生以限制：时间限制（当你想花更多时间陪孩子时，所有其他同事还在工作）、权力限制（当你想在一个患者身上花更多精力时，病房领导建议患者出院）、个人身份淡化（当你辛苦后，是否有人向你道谢；当你成功后，是否有人与你击掌？）、竞争压力（工作绩效、同事认可、晋升），可谓路漫漫其修远兮。

2. 认识你的日常情绪来源

医护工作人员的职业耗竭水平非常高。需要我们不断对自身和环境进行反思，认识自己的日常情绪来源，并且去找到自己的界限与平衡。例如找到个人与患者的界限，对患者关心与卷入的界限，对领导尊重与服从的界限；找到工作与生活、自我与同事、付出与对回报的期待、当下与未来的平衡。

3. 认识你的偏见

人无完人。作为一个普通人，每个人都有自己的缺点。有刚愎自用、好为人师者，有自以为是、居高临下者，有恃强凌弱、欺软怕硬者，有患得患失、心浮气躁者。这些特点或大或小，带到医生这个职业状态去就很可能会损害到医患关系。仔细对照，谁都可能有意无意说过以下伤害患者感受的话。一项《生命时报》2006 年所做的调查显示（图 2.1.2）：

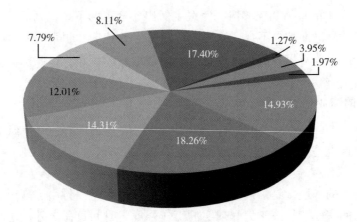

18.26%：跟你说了你也不懂。

17.40%：想不想治？想治就回去准备钱吧。

14.93%：我推荐的药你不吃，后果自负。

14.31%：到外面等着去！

12.01%：害什么羞，人体器官我们一天看几十个，没啥隐私可言。

8.11%：怎么拖到这么晚才来看病？

7.79%：你知道这病的后果有多严重吗？

3.95%：谁让你抽这么多烟？

1.97%：偏方别乱用，毛病都是吃出来的。

1.27%：没事儿别瞎担心，毛病是自己吓出来的。

图 2.1.2　患者最不喜欢医生说哪些话

（五）医务人员职业心理健康

医疗服务行业的工作性质、工作环境和工作风险造就了它的职业特殊性：①高风险、高强度、高应激负荷；②追求完美倾向；③高期待状态；④高行业要求；⑤高负性刺激；⑥知识更新快，晋升压力大；⑦高消耗状态。

即便是新参加工作的临床医生，在不断地暴露于患者之后，其敏感性也会有衰竭的时候。使患者去人格化是职业耗竭（burnout）的主要特征。职业耗竭症状还会使得临床医生感到工作中应该实现的期望得不到满足或是感到情绪衰竭。

职业耗竭并不反应临床医生的人格特征。不论哪种类型的人都可能在这种工作特性中产生耗竭。职业耗竭最重要的危险因素是长期与患者接触以及较高强度的接触。特别是医疗护理的挑战以三种方式结合在一起时更易发生职业耗竭：一种是临床医生对工作局面缺乏控制；第二是对临床医生的期待以及临床医生怎样更好地做该做的事方面不明确；第三是临床医生缺乏情感支持。

> ### 职业耗竭
>
> 职业耗竭，尽管是临床医生的一个问题，也会影响到患者。下面是来自于 Maslach 职业耗竭调查的例子，说明了这种症状的 3 个不同方面。
>
> **情感耗竭**
>
> "我感到情绪被我的工作耗干了。"
>
> "我工作一天后精疲力尽。"
>
> **去人格化**
>
> "自从做了这份工作以后，我对别人越来越冷漠了。"
>
> "我担心这份工作使我的心变硬了。"
>
> **低个人成就感**
>
> "我不能有效地处理患者的问题。"
>
> "我感觉，我的工作不能积极地影响别人的生活。"

一份调查问卷指出，医生中有 61% 认为其心理负担来自患者的命运，83% 由于患者的期望而倍感压力，而 36% 因患者在医疗过程中有不同看法时而感到棘手。其他造成压力的有时间紧迫、医院等级制度和医疗处置缺乏自由度。针对职业耗竭，有社会、医院层面需要做的，即关注医务工作者压力水平、职业和生活满意度及做出相应干预；也有医务工作者自身可以做的，如寻找积极的自我调节和减压方式。另外，上述问题其实都可以通过改善医患关系而有所改善。

三、患者的心理特点

人们对疾病的反应是受到包括病前人格特点、既往疾病/健康历史、人际关系、疾病潜在危害、对疾病的认知、所需治疗、与医患人员的互动等多种因素的综合作用所影响的。除了小病小痛，大部分的躯体疾病都需要患者对一段时间内的生活方式作出改变以与之适应。

大部分人能够建设性地应对躯体疾病，适当寻求医疗建议和接受治疗，从而尽可能实现康复。例如有些人通过寻找信息、求医问药、参加患者团体等积极投入的方式来应对疾病。与之相反的策略是拉开自己与疾病的距离，发展其他兴趣来转移对疾病的关注，从而通过大而化小的策略来降低疾病对自己的影响。应对是一个动态过程，大部分人能够灵活地在不同时间应用不同的应对机制。但也有一些人无法有效应对疾病，出现不良的应对行为，例如过分关注躯体状况而忽视了正常社会功能或者过分忽视躯体状况而影响了躯体健康，还可能出现明显而持续的焦虑、抑郁等问题。

（一）疾病应激和应对

有研究纳入多个国家的许多个体、对生活中不同事件的影响进行分级，发现患病的应激排在第六位（位于配偶死亡、离婚、分居、亲近家人死亡和入狱之后）。在面对疾病时，患者普遍需要经历三项任务：对自己和他人承认自己患病；退化，需要依赖别人的照顾；康复后恢复正常功能。所有这三项任务都带有应激性质。

1. 疾病

有研究发现在某些类型的疾病（例如在癌症、多系统受累的自身免疫疾病、血液系统恶性疾病、缺血性心脏病等）发生后，更容易出现明显的心理症状。疾病带来的持续的症状困扰，例如疼痛、失眠，也会成为一个重要的应激源。

2. 治疗环境

医院这一环境对大部分患者来说都是有压力的。新的环境、复杂的信息和技术、离开家人、与人同住一个病室等都可能是不愉快的体验。特别是在 ICU、CCU 等病房，复杂的仪器、孤独感以及见闻其他重病甚至去世患者都可能给患者带来很大的心理负担。

特殊检查治疗，如胃肠镜、气管镜、心脏导管甚至核磁检查等都可能给患者带来压力感，导致焦虑。除了检查过程的不适，这些检查还可能带来坏消息。

3. 个性特征和应对方式

尽管有很多种方法可以对应对进行分类，临床上常使用"以问题为中心"和"以情绪为中心"来初步区分。

以问题为中心的应对是指把注意力集中于问题本身，包括处理问题或寻找更多解决问题的行为。有时候，对于患者而言，"以行为问题为中心"的应对方式通常受到躯体疾病和医疗程序制约而难以实施，而更多地出现一些纯心理活动，可描述为"认知问题为中心的应对"。例如：外科患者能够在内心练习康复训练，或进行自我对话，以控制使他们产生焦虑感的消极思维出现。以问题为中心的应对可以减少生理的应激反应，尤其是肾上腺皮质的反应。

以情绪为中心的应对主要处理应激事件所带来的情绪问题，包括很多应对策略，如放松训练、转移注意力等。这是处理临床应激事件的一种有效方法。

个性特点在对疾病的反应中起着重要的作用，影响个体对疾病的感知和应对。因而评估患者常用的防御机制和应对方式对理解患者的心理反应十分重要。

幻想：《生命时报》2006 年所做调查还有一项，就是"医生最害怕患者提出的问题"（图 2.1.3），结果如下：

这里可以很清楚看到不少"幻想"：这个病是不是不吃药也能好，是不是药到病除，是不是能去根，是不是能没有副作用，是不是便宜药效果也差不多？人对健康的向往是非常自然的，非常强烈的，而要让人接受患病并且治疗可能出现各种各样不满意的结局是很痛苦的，因而就出现了上述这些"幻想"。医生面对这些问题当然是苦恼的，会觉得患者缺乏常识、不理性、无法沟通，但如果想到人类从古至今一直孜孜不倦地追求长寿、长生不老的愿望有多强，对疾病的否认和对治疗的"幻想"就会有多强，也许医生可以试着少一点反感和压力，多一点包容和耐心。

焦虑：习惯焦虑的人对其躯体疾病也会焦虑更多，甚至这焦虑本身比躯体疾病更成问题。患者对其健康以及躯体感受关注、不安。疑病、强迫的人有着类似的反应模式，他们投入大量精力寻找关于疾病的信息，充满了对症状的关注和对健康状况的担忧。例如一个萎缩性胃炎的患者，其躯体问题只需规律胃镜随诊就好，但是其担心会"癌变"而寝食难安，出现比萎缩性胃炎本身多得多的躯体症状。对这样的患者，信任的医患关系和适当的

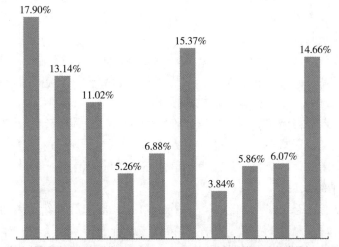

17.90%：这个药不会有副作用吧？　　　　11.02%：用了这药，我的病就好了吧？
15.37%：为什么都是一种病，我住了　　　　6.88%：我能不吃药就好吗？/这病不治
　　　　这么久，他住了三天就出院　　　　　　　　行不行？/不做手术行不行？
　　　　了？/为什么他花了五千，　　　　6.07%：换种便宜药，效果也差不多吧？
　　　　我花了一万？　　　　　　　　　　5.86%：我听朋友说××药效果特别好。
14.66%：能换个经验丰富的大夫吗？　　　　5.26%：哪种药效果最好？
13.14%：我的病能不能去根儿啊？　　　　　3.84%：中药是不是副作用小，能不吃
　　　　　　　　　　　　　　　　　　　　　　　西药吗？

图 2.1.3　医生最害怕患者提哪些问题

保证让患者安心是非常重要的。特别是在互联网时代，患者很容易获得很多医学信息，有很多对于其健康状况的合理或不合理担心，医生需要准备花更多时间和患者更详细讨论症状、鉴别诊断和处理方案。

否认：习惯将任何负面事件或感受都忽略的患者，可能在面对疾病时不够依从治疗，甚至拒绝就医，例如坚持认为糖尿病、高血压只需要锻炼、食疗而不接受药物治疗。对这样的患者，在尊重平等的基础上，肯定患者的努力，但同时与患者讨论其对疾病和治疗的理解、治疗期待，让其发现其目前行为与其治疗期待之间的差异，促动其更积极配合治疗。

偏执：具有偏执特质的人则倾向于把自己的疾病归因于其他人，例如家属、单位、医生，等等，认为家人不够关心自己、给自己太多气受、单位给自己太大压力、医生给自己误诊误治、拖延治疗、用药副作用等。对这样的患者需要相对中性的态度，就事论事地解决其质疑，不去争执，也不被激怒，给予一致的、清晰的、坚定的信息，尽量详细、客观地向患者解释病情、诊治计划、预后。

依赖：具有依赖人格特征的患者是依赖的、不易满足的。他们难以独立解决问题或自我安抚，不断需要寻求别人的帮助。在患病后，患者的依赖需求更加被激活，并且害怕因

为疾病而被遗弃。有依赖特征的患者最初可能会诱发医生一方积极、有力的感觉，类似父母对孩子、老师对学生，但依赖型患者也很可能让医生感到反感，因为他们的需要永远不能得到满足。对这些患者，需要适当安慰，告诉他们将会得到照顾，但对患者的要求满足程度需要有现实的限制。

攻击：有攻击特点的人冲动、有攻击性，缺乏责任心，漠视他人。对这样的患者需要坚定、非评价的态度，向其解释清楚合作对于治疗的重要性，对患者的不合理要求应清晰拒绝。如果有违规行为，应向行政管理机构报告。

自大：自恋的人性格傲慢，对医生居高临下，"挑刺儿"以获得优越感，要求最好的教授查房、最快的检查、最好的药物，药到就要病除。医生要有"雅量"，允许患者感觉良好，但不必唯唯诺诺。保持自信，让患者相信他在接受好的治疗。

4. 对疾病的情绪反应

在患病后常见有愤怒、焦虑和恐惧、悲伤、内疚、羞愧等情绪。因为每个患者都是独特的。需要去倾听每个患者的故事，理解疾病对该患者的影响和患者的情绪反应。之后帮助患者澄清他的感受和理解自己的情绪反应。适当的情感宣泄还可以使患者感到被理解，并使患者易于接受其他的治疗方案。

愤怒：愤怒是面对疾病最常见的情绪反应，可能也是医生最难面对的情绪反应。偏执型、自恋型、边缘型或反社会人格类型的患者更倾向于表达愤怒。对愤怒的患者，医生需要传递适当的关切，同时设定必要的界限。将患者的气愤看作是对疾病的反应，淡化情感色彩。

焦虑/恐惧、死亡焦虑：在医疗机构中，患者体会到一定程度的焦虑是非常普遍的。如前述，在病前有焦虑、强迫或依赖性人格特征的患者更容易出现焦虑。对患者的焦虑应该了解患者的具体担心内容，给予针对性的解释、关切和适当保证可以有效减轻患者的焦虑。而泛泛的安慰往往并不能使患者放心，还可能使患者认为医生在敷衍、轻视自己。

尽管只有很少一部分的重大躯体疾病会意味着接近死亡。但在人患病后很容易激活脆弱感和生命不再继续的感觉。医生在很多时候需要面对这样的问题。对不同的患者可能需要根据其常用的防御机制和心理水平给予不同的处理。可能大部分人是无法如欧文·亚隆所说一般"直视骄阳"的，给予支持、肯定、希望是适当的处理，而对有灵性追求和愿意思考生命意义的患者，引入存在主义水平的讨论也是适当的。

悲伤：人在丧失的时候会感到悲伤。疾病可以导致多种丧失：丧失躯体功能或完整性，丧失社会地位，丧失工作能力，丧失了原计划的未来可能性。在患者中非常常见悲伤。哀悼过程可以使患者的悲伤正常化。悲伤是正常的哀悼反应，并且需要时间，可以得到允许，而不必急于给予抗抑郁剂。

内疚：一些患者将疾病视为自己某些方面做得不够好、忽视健康所致或者是对某些个人过失的惩罚。甚至患者家属也可能因此指责患者："为什么不好好休息""为什么早让你看，你非说等等看"对此，给予正确的解释有助于患者减轻内疚。

羞耻：

患病是对自恋的伤害，患者普遍会体会到羞耻感。如果是由一般社会文化不认可的行为所致结果，患者的羞耻感就会更强烈。医生在对待患者过程中的职业化、尊重、人文关怀能够减少患者的羞耻感，同时鼓励患者自我悲悯，接受患病事实和患病的身体，继而认可自己继续开心、开放地生活的权利。

（二）疾病观

疾病观是关于疾病的本质及其发展规律的基本观点。它回答什么是疾病以及关于病因、转归和防治等规律。随着医学的发展，历史上出现过不同的疾病观。古代医学对疾病的认识集中于人的整体水平，形成了整体性的疾病观，但缺乏对于疾病发生发展机制的了解。近代以来，受西方科学技术革命的影响，生物医学模式应运而生，用生物的、化学的、物理的知识来解释疾病，注重形态结构上的定位性改变、可测量的理化指标的改变、病原微生物或理化因子的特异性损伤等。生物医学模式大大深化了对疾病的微观细节和空间形态的认识，但对疾病的整体特性、功能特性认识不足，带有很大的机械性。当代医学从人是生物、社会、思维三种属性的统一上来理解人的健康与疾病，把生物的、心理的、社会的因素统一起来。

对于个体而言，疾病观和人生观一样高度个体化，简而言之就是个体对于疾病现象的解释——"疾病意味着什么"，包括对于疾病性质的判断、疾病归因和对于疾病发展的预测。

可以通过询问以下问题了解患者个人的疾病解释模型：

"疾病的表现是什么？"

"什么导致了疾病？"

"疾病的病程如何？"

"疾病会有什么结果？"

"疾病能被控制或治疗吗？"

急性的疾病只给个体很少的时间去适应，但如果没有严重后果、很快治愈，则它的影响是短期的。如果是造成长期并发症的急性疾病或者慢性疾病，则需要个体更持久地改变自我观念。身份的改变或者身体形象的改变常常产生焦虑、羞耻、无价值感。对慢性疾病的研究发现，认为"患病是个挑战，可以接受"和"患病有价值"与良好适应有关，而"患病是惩罚""患病是敌人""患病意味着解脱"则与适应不良有关。这些患者需要对现实和未来有新的评估定位，寻找新的意义感。医生可以帮助患者完成这一适应过程。

（三）就医行为和意图

Andersen 提出的就医行为模型表明个体决定是否利用医疗服务的行为因素包括三大类：倾向性特征或预置因素、能力资源、医疗需要。倾向性特征包括人口学因素、社会结构因素、健康信念因素三个方面。能力资源包括家庭收入、医疗保险、医疗服务的可及性。医疗需要包括认知需要和评估需要，认知需要是个体对自身疾病或症状的主观感受，评估需要是指临床需要，医疗需要是决定个体利用医疗服务最重要的因素。一项研究采用 Andersen 模型分析了门诊和住院患者卫生服务利用情况，结果显示，预置因素和医疗需要因素对卫生服务利用的影响大于能力因素，三大因素对门诊患者和住院患者的影响程度不同。

从上述模型可以发现，患者是否求医与他/她的疾病解释模型相关，人们的信念也影响着他们希望从就医过程中寻求什么及如何反应。

对症状感到恐惧的个体更容易就医。即使症状处于同一水平，如果患者感受到情绪上的痛苦或者还有其他问题的存在，他/她就更倾向于就医。生活压力和情绪痛苦是就医的重要诱导因素，这也有助于解释为什么有些患者频繁就医。

然而，对症状的恐惧也能导致相反的结果，太强的恐惧会延迟或阻碍患者就医。生活压力也是如此。有些患者的症状不像是生理病因引起的，但症状促使他们前来就医，而这些症状很可能是应激反应的一部分。压力持续较长时间的患者更容易就医，也许是持续的压力使人们感到确实需要更多的帮助。这给医务人员的提示：处于压力之下且有功能性症状的患者前来就医，很可能表示他们是来寻求支持的，而不仅是检查和治疗。

患者的就医意图和期待已经被广泛地测量。有调查显示，当患者向全科医生求助时，他们所寻求的帮助有三个方面：①情绪支持；②信息及放心；③医学检查和治疗。这些意图之间彼此独立，这意味着，患者是否寻求支持与他们是否期待医学检查和治疗无关。

而就医的意图和期待也会影响医生的诊疗行为。例如，一位明确表达希望得到详细检查、多开点儿药的患者，更可能在就医时得到检查和药物治疗。而就医过程中的医疗建议也会影响患者后续就医过程中的期待，例如患者多次在就医过程中经历实验室检查和开出处方药物，下一次的就医，他/她的预期可能同样是检查和药物。

在已经被揭示的就医意图以外，还可能存在一些未被提及、甚至未被意识到的就医目的。其中常见的隐含目的是寻求"患者角色"，在就医的过程中，患者寻求被医生认可和正式授予"患者角色"，可以名正言顺地使其免于承担某些社会角色（例如：可以休病假），可以合情合理地被他人照顾等。

从疾病的生物-心理-社会模型来看，具体到每次就诊行为和目的上，患者还可能虽然是带着躯体症状来到具体科室，但实际上真正的问题是家庭-社会系统中的问题。直接的，例如家庭暴力受害者。间接的，例如很多心身疾病患者，带着如失眠或头痛或胃肠不适等非特异性症状而来，更根本的原因却是家庭社会背景中的压力、冲突。这些患者就诊时的现实需要也许只是让医生帮助解决其表面的医学不适，但也很可能还带着缓解甚至解决更深层问题的有意识或无意识期待，至少这些患者可能对医生有着更强的情感需求，更渴望能够得到医生的倾听和理解。而医生出于医学本身以及医患伦理的考虑，可能选择关注或者暂不关注患者系统中的问题。但医生需要了解，患者可能有着更深层的问题没有得到解决，患者对当前的医患关系和医疗还可能有着更多的期待。

（四）临终

婴儿并非一生下来就害怕死亡。大概在 3 岁左右，儿童开始面对客体丧失，以及在捉迷藏游戏时体验到父母消失的恐惧。大约到 10 岁左右，我们开始意识到了"生命永远消失"的含义。实际上，如果意识中常有害怕死亡的观念，我们将难以正常地生活。因此我们压抑了对死亡的恐惧，取而代之的是成年人普遍的想法"我知道有一天会死去，但是我现在非常快乐地生活着，没有时间为此担心"。

我们能忽略自己对死亡的恐惧，或者可以小心地吸收这份恐惧并把它们压抑到 Becker 描述的"生活扩展过程"中。每一次在生活中取得胜利，都会产生一种不可战胜的感觉，都证明了自己的能力。每次注意到自己身体的力量，如从感冒中恢复，躲开了意外的车祸、侥幸没有受伤，就会进一步证明我们是不可摧毁的。此外，我们与配偶、父母、孩子处在安全的、充满爱的关系中时，我们能感受到安全的支持，并感谢自己活在这个世界。更加强烈的自我感觉能进一步压抑对不可避免的死亡的恐惧。我们相信健康的自尊，没有时间去思考死亡。

死亡是人类必须永远面对的最为困难的任务之一，每个人都要孤独地面对它。没有人能让我们长生不死，也没有人能给我们勇气去死。然而在临终时，别人在我们身边可能会给我们巨大的帮助，也可能带来残酷的伤害和支离破碎的感觉。

只有当我们终于面临死亡时，才会去思考自己的死亡问题。而对于临终患者的医疗照护，也会给医务人员压抑的死亡恐惧带来深刻的威胁。临床实践告诉我们，当医务人员能够面对和承受死亡恐惧，给予临终患者安慰和支持，患者常会更有力量面对临终的现实。

接受死亡并不是一个简单的过程，而是随着时间的推移而慢慢接受。开始得知自己濒临死亡时，人们的第一反应常常是否认，否认之后是愤怒。医务人员应注意不要把这种愤怒个人化，但要允许患者充分体验情绪和表达愤怒。

愤怒之后，患者常会经历讨价还价的阶段，与生命、命运或者老天讨价还价。例如，人们经常会有这样的想法"好的，我知道自己要死了，但是请让我再多活几天吧，让我看到孩子们结婚的那一天。"或者"如果我能活下去，我就发誓不再抽烟了。"

接下来是抑郁阶段。患者面对不可避免的死亡会变得安静，更加无精打采。他们独来独往，拒绝见人或跟家人说话，反应性抑郁可导致类抑郁症的表现，患者会平静地反思自己悲惨的命运并准备接受死亡。

最后一个阶段是接受。患者开始接受自己的命运，把生活作为珍贵的礼物。并不是所有的人在濒死前都能达到这一阶段。这些阶段也常常不是按照固定的顺序呈现的。

应对死亡的动力学呈现了一定的可预见的节奏和特征，但是每个人都会以自己独特的方式去应对。要求每个人接受相同的线性应对阶段模型是错误的，同样的，患者家属也经历着各自不同的反应阶段。也许患者已经到了接受死亡的阶段，她的丈夫还处于愤怒期，她的孩子自始至终处于否认期。面对这样的患者和家庭，我们需要很好的敏感性和接纳度；这要求我们选择相信，在此时此刻，在应对死亡的问题上，每个人都做了最好的那个自己。我们的作用不是迫使他们接受事实。

最重要的是，一定要小心，不要用死亡应对阶段的知识去削弱患者的某些特定陈述的重要性，把他们从对他们而言的意义中分离出来。如："他正处于愤怒期，马上就会过去的。"这样的说法是在回避有意义的交流，并非明智之举。

（五）支持系统

患者来自他的系统，来自不同家庭、社会背景的患者对健康、症状和疾病有着不同的理解，对医生和医疗有着不同的了解和期待。这个系统既可以是应激的一部分，也可以成为保护性的支持系统。

社会支持是指个体与社会各方面包括亲属、朋友、同事、伙伴等及家庭、单位等社团组织所产生的精神上和物质上的联系程度。社会支持可以分为客观支持和主观支持，客观支持指一个人与社会发生的客观的或实际的联系程度，例如得到物质支持和社会网络（家庭、同事、社团等）。主观支持指个体体验到在社会中被尊重、被支持、被理解的满意程度。

研究表明，社会支持与应激事件引起的心理生理反应呈负相关，对健康具有保护作用，可以促进疾病的康复。

对于医务人员来说，患者的社会整合通常是既定的，在临床上很难改变，但社会整合却是治疗过程中可以对患者施加影响的重要工具，也是应激事件与应激反应之间的缓冲器。物质上的支持在一些方面是显而易见的：有人照看孩子、照料患者的起居及协助就医；同样重要的是情感的支持，简单而言是指能获得向他们表露自己重要情感和问题的人。

只是表达苦闷或创伤性事件就可以降低生理唤醒水平，有助于减少有害性的生理反应。情绪的表达非常重要，它比接受建议的作用更加显著。即便是将自己的情感写出来也是对身体有益的。

情感支持的作用比躯体治疗更加广泛也更加有力，但也不是万能的。例如：在冠心病及乳腺癌的患者中，支持系统与生存时间及生活质量正相关，而对于肺癌、肠癌的生存没有影响。

情感支持并不仅仅是拥有社会网络，医务人员需要关注患者能够从便于诉说心事和愿意聆听的人那里获得支持。同样可以提供的，是在医患互动中直接给予患者倾听，并尊重、理解和接纳对方的感受。而与之相反，有时医务人员本能地回避，甚至批判患者的情感反应，这会使得他们更加痛苦，抱怨更多，强化否认和不依从。

四、需求理论

（一）需求理论的要点

马斯洛需求层次理论是人本主义科学的理论之一，由美国心理学家亚伯拉罕·马斯洛在 1943 年在《人类激励理论》论文中所提出。该理论将人类需求像阶梯一样从低到高按层次分为五种：生理需求（physiological needs）、安全需求（safety needs）、爱和归属感（love and belonging）、尊重（esteem）和自我实现（self-actualization）五类需求，依次由较低层次到较高层次排列（图 2.1.4）。一般来说，人会首先要求满足较低层次需求。但值得附带一提的是，也有很多人，例如救火队员等英雄群体，是能够将自我实现放在基本的自我生命安全需要之前的。

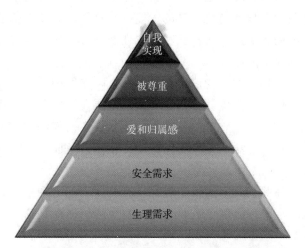

图 2.1.4 马斯洛需求层次理论示意图

（二）基于需求理论理解医患关系

在人患病后，健康和生命受到威胁，这是最基础的需要，也是人最深层的焦虑来源。而患病后人的能力可能受到损害，继而人的社会功能可能受到影响，安全的需要、爱和归属感需要、得到尊重的需要和自我实现的需要都可能受到损害。而在患病和治疗过程中，优先需要满足的是生存和归属的需求。患者在求治过程中，不仅期待得到身体安全，也必然期待并且理应得到环境的安全需求、医务工作者的支持、理解和尊重，如果更进一步，能够在医务工作者的帮助下完成对疾病事件的整合，继续进行自我实现。因而在这个过程中，就需要医务工作者去倾听、去共情、去支持、去尊重，了解患者这个人，了解患病对这个患者意味着什么，了解患者的偏好和选择，提供专业清晰的反馈，尊重有能力的患者的自主决定，帮患者去完成医学叙事。

而医务人员在医患关系中完成的是自我的职业责任和职业发展，主要满足的是自我实现的需要。在这个层面上，医患关系中医生与患者显然是不平等的，也要求医务人员用更加成熟和强大的心理能力为患者提供医疗帮助。而医务人员同时也是一个有血有肉、受自身发展制约的社会人，在与患者的关系中也会有被尊重、被认可的需要，也就是职业化的过程需要我们自我反思和成长的部分。

五、职业化人际关系

（一）人际信任的形成和条件

人际信任是个体在人际互动过程中建立起来的对交往对象的言辞承诺以及书面或口头陈述的可靠程度的一种概括化期望。

社会心理学家将信任视为一种通过社会交往所习得和确定的预期。将信任分为 3 类：

最一般性的一种预期是对自然的及道德的社会秩序能坚持并履行的信心。第二种信任是相信对那些有人际关系及社会制度角色往来的人能够有称职的表现的信心。第三种则是预期那些与自己往来的人能彻底承担他所被托付的责任及义务。还有的研究者从信任的结构上将信任分为制度信任和人际信任。

人际信任是指向某个具体人物的信任，是指在人际交往中，对对方具有技术能力和信用责任的期望。这种信任不是天生就存在的，而是需要在双方的互动中逐渐建立。人际信任也具有脆弱性。也就是说，建立信任不容易，但是破坏信任却比较容易，这主要与个体的认知判断状况有关。在人们的认知判断体系中，往往对负面信息有深刻的印象，而正面的信息所占比例较小。

因此建立和加强信任关系，需要我们展现自己的技术能力和信用责任，并且识别出损害信任的语言和行为，尽量加以避免，对于无法避免的信任损害则致力于加强正面信息的频度和强度。

（二）在医患沟通中加强人际信任

我们可以使用情感账户作为加强人际信任的评价和指导工具。

情感账户是对于人际关系中相互信任的一种比喻。将人际关系中的相互作用，比喻为银行中的存款与取款。存款可以建立关系，修复关系。取款使得人们的关系变得疏远。每一个人际关系中都有情感账户。不论你是否意识到，在初次相识时，彼此之间就开设了账户。

在每一个人际关系中，你能控制的只有自己的存款和取款。事实上，在彼此交往中，你不是做存款的事情，就是做取款的事情。你无法控制别人是否存款，但是你可以控制自己的思想、自己的语言、自己的行为，从而产生向对方账户存款的实质行动。随着你向对方账户持续的存款，你就能获得对方的理解，你就能获得对方的信任，你就能解除对方的误会，你就能扩大自己的影响范围。

情感账户如同真正的银行账户一样，投入的越多，能支取出来的就越多。

不管我们承认与否，我们每个人心中都有一杆秤，都在下意识地经营着自己的情感账户，只不过有些是隐性的，平时不太注意罢了。无论我们的一句话、一个行为，或者是展现出的一份情感，都有可能如投石于池，激起一波波涟漪。如果我们是真正关心或爱护对方，就等于向对方的情感账户里"存款"；如果只是从自己的立场出发做出损害对方利益的事，那就等于是从别人那里"取款"，例如贬低他人、自视清高、工作中推诿责任、出现差错后寻找借口、对于他人的困难不闻不问等。当存折里的钱被取光或出现赤字时，我们就不能够再从对方获得帮助和支持。

所以，要建立和谐、良好的医患关系，就需要不断在情感账户中积存信任和情感，如理解、礼貌、信用、真诚、仁慈、助人等，为自己的情感账户充值，使患者对我们更信任。

常见的为情感账户充值的做法如下。

（1）理解他人。真正设身处地地站在对方的立场来看待问题。欲想他人理解我们，首先我们得理解他人。多为他人着想，尤其是站在他人的立场和角度分析和处理问题。

（2）注意小节。一些看似无关紧要的小节，如疏忽礼貌或不经意地失言，其实最能消耗情感账户里的"存款"。不分男女老少，不分贫贱富贵，即使外表再坚强，内心仍有着细腻脆弱的情感。在工作和生活中，大事要用心，但小节也要多注意。

（3）信守承诺。守信是一大笔收入，背信弃义则是巨大的支出，代价往往超出其他任何过失。信任是重要的，但又十分脆弱。一旦我们失信于他人，就很难再次建立起良好的互信关系。不要轻易许诺，但一旦做出承诺，就要言必信，行必果。

（4）表明期望。对工作关系和人际关系中相关的人员，我们总会有所期待，往往误以为不必明确相告，对方也明白，而实际情况则不然。这往往也是信任出现问题的原因之一。其实，有时候，明确提出要求或条件，将一切挑明了，摆到桌面上来，问题往往更容易得到解决，也不容易引起误会。

（5）正直诚恳。正直诚恳是一项重要"存款"。反之，已有的"存款"也会因而贬值。不在背后说人长道人短，而在人后对他人保持尊重之心，不但可以赢得当事人的信任，同时还会赢得第三方的信任。

（6）勇于道歉。如果因为自己的错误导致从情感账户"提款"，则要勇于道歉。向对方真诚地说出我们的歉意，往往也会赢得别人的谅解。

（7）以情感人。人是很容易被感动的，而感动一个人靠的未必都是巨大的投入，一个热情的问候、温馨的微笑，也足以在人的心灵中洒下一片阳光。

（8）赞扬和鼓励。在同事或下属做出成绩时，应该对他们多一些赞扬。另外，对下属而言，倾听他们的意见也是一种鼓励方式。在工作中，许多下属不是埋怨工作辛苦，而是抱怨自己的意见、建议得不到应有的尊重。下属心情愉快莫过于领导能在工作中经常倾听他们的谈话、尊重他们的意见。

当然，也有不少行为会减少个人的情感账户"余额"，粗鲁、轻蔑、威逼、失信等让他人不愉快的事都会降低情感账户中的"存款"余额。如果平时总是忽视对关系的加强，或是对自己的不良行为不加改善，那情感账户最终将会透支，双方关系也被破坏。

（三）医患关系中的移情与反移情

移情（transference）一词是指患者将自己过去对生活中某些重要人物的情感投射到医生的身上。反移情则是医生对于患者的移情所产生的无意识情绪或行为反应。

面对困难的患者，医生可能会感到无助、急于摆脱，甚至想报复。这些反应可以看作是医生的"退行"，即从医生的职业角色中退出，使用更"本色"的应对方式。

医患关系的冲突主要聚焦于具体的临床问题中：对于医疗现实的认知差异；攻击与反攻击；对人际关系距离的期待不同等。具体参见表2.1.1。

表 2.1.1   医患关系的冲突聚焦于临床问题

防御方式	机制	对患病状态的影响	医务人员的应对	
			鼓励	避免
否认	消除了首先意识到的内容，以相反的内容取而代之。或者以一个强烈的愿望来抵消现实中残酷的、与愿望相反的那方面	适当的否认帮助患者减少痛苦的应激反应。过度的否认导致患者不依从必要的治疗	资源取向：反馈情感，促进患者对自身资源和能力的认识	面质
退行	放弃已学会的成熟的应对方式，重新使用在早期生活阶段所采用的幼稚的方式来应付	适当的退行使患者放弃部分自主性，依从治疗，使医生获得被信赖的正性体验。过度的退行，会让医生感到患者"孩子气""不能忍受普通的身体不适""需求过多"；不喜欢承担"保姆"角色	资源取向：赋权，强化资源与自身能力，使患者获得掌控感	面质
分裂	将两种相反的想法及相关感受完全分开。无法耐受矛盾感受的共存。下述"理想化"及"全能和贬低"均与"分裂"有关	医务人员被分为"好人"和"坏人"。患者与医务人员相处时，认知与情绪反应两极分化	医务人员就患者的人际模式达成统一的认识，以一致的方式进行回应	认同
全能与贬低	在"好人"身上投射出"强大"，"无所不能"（理想化），一旦失望，便迅速将投射转换为"无能的""坏人"。	认为全能的医务人员应该给予患者完美的照顾，以保护患者免受疾病的伤害。而当事实并不如此时，医务人员被看作是无能的、可恶的	理解，并为两极化的认知转变做好准备，耐受贬低	认同
投射认同	认为自己是"不好"的，将此投射给他人，并通过行动，使得他人在无意识中以"不好"的方式对待自己	患者自我感受"不好"，就倾向于这样来看待医务人员。患者会基于以下逻辑来行动：我是"不好"的，而你照顾我，意味着你和我一样堕落，否则你不可能照顾我。患者的行动会使得医护人员以"不好"的方式对待患者	在讨论会中，可以以语言的方式表达出负面的情绪；在实际行动中，以中立和职业的态度应对，避免以行动表达不满	认同

参 考 文 献

1. 魏镜，唐宏宇主编. 综合医院精神卫生服务基本技能[M]. 北京：中华医学电子音像出版社，2014.

2. 麦基卓、黄焕祥. 懂得生命；在和谐关系中创造[M]. 深圳报业集团出版社，2007.

3. 殷大奎，Benjamin C. Blatt 主编. 医患沟通[M]. 北京：人民卫生出版社，2006.

4. 孙绍邦，Beverly A. Dugan，张玉等主编. 医患沟通概论[M]. 北京：人民卫生出版社，2006.

5. 曹锦亚，魏镜，史丽丽，等. 医学活动中的共情及困难——巴林特小组工作对促进共情的作用[J]. 医学与哲学，2014，36（4B）：4-7.

6. 曹锦亚，魏镜. 医学活动中的去人性化[J]. 协和医学杂志，2014，（3）：216-220.

7. 张彤，王永杰，吴翔. 调查：患者最不喜欢医生说"跟你说了你也不懂". 生命时报 2006 年 6 月.

8. Andersenr R. A behavioral model of families' use of health services[D]. Chicago：Center for Health Administration Studies，University of Chicago，1968.

9. Han-kyoul Kin，Munjae Lee. Factors associated with health services utilization between the years 2010 and 2012 in Korea：using Andersen's Behavioral Model[J]. Osong PublicHealth and Research Perspectives，2016，7（1）：18-25.

10. PeterSalmon 著. 实用医疗心理学[M]. 陈建国，蔡厚德译. 北京：中国轻工业出版社，2007.

11. Carol M. Davis 著. 医患沟通实训指导[M]. 柳艳松等译，赵旭东审校. 北京：中国轻工业出版社. 2016.

12. Stephen R. Covey 著. 高效能人士的七个习惯[M]. 高新勇等译. 北京：中国青年出版社，2013.

第二节　临床医患沟通的心理学技能

医师在诊断和治疗过程中最为重要的一项工作就是医学访谈。在医师的职业生涯中，共计要与患者及其家属进行超过200 000次的访谈。在大多数临床专科中，医师 1/3 的时间要用来进行访谈。70%的诊断信息来自于病史访谈。

在一部分医生的心中，临床任务就是治病。如果我们以这样的思路去定位医患关系，很多问题将难以得到理解和面对。例如患者面对疾病时的强烈情绪反应；患者既往的性格特点影响到当前的医患关系；患者与医生对疾病认识之间的差异……如果忽视这些问题，就无法建立良好的医患关系。患者对治疗的依从性以及临床治疗的成功与否，往往取决于医患关系的质量。因此，医生的价值除了体现在治病以外，还应包括帮助患者更好地管理自身情绪，进而更好地管理自身疾病和生活。而这样的医学任务需要每一位医务工作者掌握基本的谈话和沟通技能。

下面，将介绍一些基本的临床沟通技能。

一、言语信息的使用

（一）倾听及其品质

在医疗卫生工作尚未拥有任何科学基础之前，就早已有医者学会仔细倾听了。去倾听，去理解，带着所有同情心给予关注，这本身就具有疗愈力。这种倾听是人们愿意频繁地寻求医者或医务人员的服务并感激他们的原因之一。患者属于特别需要医生倾听的群体，从某种角度讲，医生的倾听是建立医患关系最简单也是最有效的方法。倾听并非消极被动的，而是积极的。积极倾听是以患者为中心访谈中最重要的方法。医师扮演了听众的角色，他将问题集中在与患者相关的内容上，并会向患者清楚地表达作为听众的反馈（嗯，是的）和姿势语言，表明他正在跟随患者的陈述。在患者处于某种情绪状态下或者当患者自己谈论心理-社会压力时，倾听是最有效的处理方法之一。好的倾听具有以下的特点：

（1）有观察的倾听，即所谓"察言观色"，医生试着通过患者的表情、眼神、姿势、

说话方式与交流方式、穿着、一般状态和意识等去了解患者;

（2）有思考的倾听，即不断体会患者的心理状态、言语中的潜台词，从中发现可能的症状线索，以及可能的心理社会因素;

（3）有反馈的倾听，医生在倾听过程中应有敏锐的反应和恰当的言语、动作的反馈。如变换表情和眼神，点头作"嗯、嗯"声，或简单的插一句"我听清楚了"等。当患者犹豫不决时用点头来直接鼓励他继续交谈下去;

（4）允许患者充分的表达，让谈话中的伙伴完成发言的重要性是不言而喻的。但是，现实却并非如此。研究显示：在医疗访谈中，患者平均谈话时间是92s，78%的患者在2分钟内会停止自发谈话（Langewitz，2002），而医师第一次打断患者的发言早在谈话开始的15~20秒钟。在335名受访者中只有7人的自发谈话时间超过5分钟，但是他们提供的信息是非常有价值的，因此对于医师来说不去打断患者是值得的。

倾听的意义

- 倾听有助于你收集可能遗失的重要信息。

- 即使是少量的高品质倾听也能大大地提升你与患者的关系的品质。你可以仅仅花费1至2分钟的时间。有些患者即使早已淡忘了治疗细节，仍能记住真正倾听他们的护士、医生。

- 那些倾听患者的医务人员使患者感到更舒适，患者对其满意度更高，更倾向于变得开放、诚实，并且他们也更愿意遵从医嘱。

- 当你花时间倾听患者时，患者会觉得仿佛与你相处了比实际更长的时间。而另一方面，仅限于询问和告知的咨询会让人感觉渡过的时间比真实的时间短，患者倾向于低估你为他们花费的时间。

- 最重要的是，良好的倾听本身就是非常有帮助的。你可能有如下印象，你除了好好倾听患者之外"没有做任何事情"，这是治愈的重要的"非特异"部分。

在什么样的情形下，需要我们积极倾听呢？以下的一些实例，提供给大家体会：

- 当患者看起来迷惑、焦虑、游离、不安或恼怒的时候。
- 开放性问题向患者发出谈话的邀请后。
- 当你步入病房，患者说："我今天早上有一个可怕的经历！"
- 你必须向患者传递坏消息，现在是等待他在听到消息后做出反应的时候。
- 你坐在刚刚苏醒的垂死的患者床旁。她微笑着说："你好……"你不需要马上询问她。

在实际临床工作中，如何打开倾听之门，是需要技巧的。这常常以开放性问题的形式传递给患者，并伴随你愿意倾听的信号。"你好"是一句非常常见的礼节性问候，常常并不带有任何对谈话的期许。怎样才能把真正的谈话和愿意听你谈话的邀请通过"你好"得以表达出来呢？两个关键的信号是保持眼神接触和集中注意力。请思考在以下场景中"你好"

的意思有何差别:

> - 在走廊里某人路过, 没有停留和眼神的交流, 说了声"你好"。
> - 护士一边翻阅医疗记录, 一边准备给患者量血压时, 说了声"你好"。
> - 医生步入诊室, 保持着和患者的眼神交流, 关切且微笑着坐在患者的对面, 说了声"你好"。

不难理解, 最后一种情境下的沟通不仅仅是言语的沟通"你好", 更是非言语的沟通, 此时是对患者发出了真诚的邀请, 并传递了积极倾听的意愿。但是, 在以邀请和关注打开了倾听之门以后, 下一步应该做什么? 很多人会把倾听和问问题搞混。问问题要求人们给你答案, 是将人们置于特定的方向、聚焦于提问者感兴趣的某个话题或领域。连续询问两三个问题后, 人们肯定会偏离原有的方向。谈话的主导者是提问者, 而非患者。因此, 如果您的目的是单纯的倾听, 那就应该避免过度的提问。以下的一些技术有助于倾听:

> - 沉默或停顿 沉默和停顿可以让你内在的对话保持沉默, 完全聚焦于理解你所面对的患者。但当真正在全神贯注地倾听时, 即使是内在的对话也停止了, 只关注着所听到的、所理解的。
> - 促进性回应 单纯的沉默有时可能让一些人不舒服。尽管你已经给予了最好的非语言关注, 但如果你什么也不说, 有些患者将开始怀疑你在想什么或你是否真的在倾听。一个简单的方法是重新使用一些语言, 如"嗯""我明白""多讲一些"等, 以给予促进性回应。

(二) 提问及其运用

诊断决策树常常需要你询问正确的问题, 以进行抉择并为患者提供建议。提问的目的主要是澄清症状和引导谈话。提问的方式主要有封闭式提问和开放式提问。

封闭性提问

封闭性问题是收集特定信息的有效方式。对封闭性问题的回答是简短的。这里有一些例子:

> - "你的地址是什么?"
> - "哪里疼痛?"
> - "你的女儿发热么?"
> - "你头晕有多长时间了?"
> - "是戴哪一个镜片更清楚?"
> - "你是否服用了娱乐性药品?"
> - "你的饮酒量是多少?"
> - "你的症状是早上更严重, 还是晚上更严重?"

开放性提问

开放性提问留有更多的空间让人去回答。封闭性提问询问特定的、提问者认为重要的信息，开放性提问则请回应者谈论他们认为重要的问题，可帮助你理解人们的经历和感受。封闭性提问和开放性提问均可引出信息，但与封闭性提问相比，开放性提问更能引出有用的信息，并建立关系。

- "你今天感觉怎样？"
- "和我说说你的疼痛。"
- "我能为你做点什么？"
- "你是如何改变自己的饮酒习惯的？"
- "在我们开始前，我想了解今天你最关心的事情是什么？"
- "对于吸烟，你喜欢和不喜欢的地方是什么？"
- "当你得知自己患病后，是如何面对的？"

询问一些开放性问题并对人们的反应予以仔细的关注能提升问诊的质量。患者会认为询问开放性问题是对个人的兴趣和关注。当医务人员询问几个开放性问题并予以倾听时，患者倾向于感激医生愿意花时间与他们在一起，并会对交流感到满意。有经验的医务人员会询问开放性问题，这看起来会花很多时间，但事实上能收获有效的进展。询问开放性问题会使患者更主动地投入咨询，并对咨询的进程产生影响。开放性问题还允许患者告诉你一些你没有问到但可能很重要的事情。

在引导的过程中，应当注意首先针对患者最关心的问题，或者正在诉说的话题，逐渐引导到医生需要进一步澄清的其他问题：

交谈开始时应尽量避免封闭式提问，在深入交谈期间提倡结合式提问，在交谈的后期需要快速排除其他问题时，可以采用封闭式提问，如有无烟酒嗜好等；两种提问方式可以随时转换。如关于烟酒嗜好的回答如果"是"，则转入开放式提问或结合式提问。

请思考下面两段会谈的差别。在这两个例子中，医务人员均在关注老年患者没有按照处方服用治疗哮喘的药物问题，且均依靠询问——第一个通过问封闭性问题，第二个通过问开放性问题。

不好的实践：依靠封闭性提问

以下访谈从被称为"变质的"开放性提问开始，再后来也很明显——从开放性提问开始，以封闭性提问结束。

医务人员：医生

地点：门诊，呼吸科

挑战：对药物使用进行简短回顾；促进患者自我管理。

医务人员：你服药的情况怎么样？ **（开放性提问）** 你是否在有规律的服药？ **（封闭性提问）**

患者：我大部分时候都在服药，我感觉不错，哮喘只发作过一次。

医务人员：预防性吸入器最重要的是每天都要使用。你是否每天都在规律地使用它？（封闭性提问）

患者：是的，大部分时候如此。

医务人员：大部分时候是什么意思？（开放性提问）是每天么？还是说你会忘记好几天，因为这会成为一个问题？（封闭性提问）

患者：没有忘记几天，但每天都坚持不是那么容易的。

医务人员：你现在处于大剂量治疗阶段，每天使用非常重要，明白么？

患者：是的，我知道这很重要。我确实尝试了，我真的尝试了。

医务人员：你发作时发生了什么（开放性提问）？使用其他治疗了么？（封闭性提问）

患者：有一些帮助。我丈夫吓坏了。

医务人员：幸亏你丈夫在，如果他不在多危险啊！你要记住每天使用预防性吸入器，而不仅仅发作时再用！（封闭性提问）

患者：好……．

在本例中，医生能很清晰地提出开放性问题，但他草率地将封闭性问题附加在后面，这使开放性问题的价值"变质"了。例如："你发作时发生了什么（开放性提问）？使用其他治疗了么？（封闭性提问）" 如果忽略第二个问题，第一个开放性问题能引出关于吸入器的使用信息及其他更多的信息。

请看第二个例子：

较好的实践：仔细挑选短的开放性提问

医务人员：你怎么样？（开放性提问）

患者：不是太糟糕，谢谢……（停顿等待）我大多数时候感觉不错，但你要知道，有一次我发作了，情况就不一样了。

医务人员：发生了什么？（开放性提问）

患者：嗯，我的丈夫真的吓坏了，他帮我拿吸入器时冲我大喊大叫。他说他准备那天给你打电话，因为他吓坏了。

医务人员：然后你做了什么？（开放性提问）

患者：我是用了缓解性吸入器，病情就缓解了，所以在某种程度上，我把这件事情搞定了，你知道我是什么意思。我不是很担心，我同时还必须让他平静下来。

医务人员：你是否在使用预防性吸入器？（封闭性提问）

患者：在某种程度上是的。

医务人员：你使用的情况如何？（开放性提问）

患者：说真的，我不怎么喜欢它，因为我不喜欢让激素进入我的身体。激素会导致我身体出现瘀斑，这让我很难为情。我的手看起来太可怕了，这些瘀斑会吓坏我的孙辈，让我的皮肤很容易裂口。但是我知道我应该使用它，如果我不用的话，我丈夫也会唠叨。你可以设想情况是怎样的。

> 医务人员：你认为今天我能做些什么对你最有帮助？（**开放性提问**）
>
> 患者：我很想知道，如果我不使用如此大的剂量，会发生什么吗？每天用大剂量真的是必须的吗？如果我每天使用较小的剂量会怎样？

在上面这个例子中，问题短小、使用的短语简单；这个患者的感受就像针对其经历的常规对话。通过开放性提问引出重要的信息（例如，手上瘀斑带来的窘迫），却并不一定会增加咨询的时长。最重要的是，开放性提问允许医务人员向患者传递他们对其真诚的兴趣。在第一个例子中，医务人员可能对患者也很有兴趣，但是糟糕的沟通技巧阻挠了他向患者表达这份兴趣。

大部分诊疗既需要开放性提问，也需要封闭性提问。常用的方法是围绕最初关键性的开放性提问进行交流，而封闭性问题仅能用于缩小谈话范围并引出所需的特殊信息（表2.1.2）。

表2.1.2　开放性提问和封闭性提问

开放性提问	封闭性提问
不能简单地以"是"或"否"来回答问题，需要详细描述，如"今天感觉怎么样？"	只能回答"是"或"否"的问题，如"今天头痛吗？"
有利于鼓励讲述患者认为重要的信息	有利于快速获得医生认为重要的信息
交谈开始时使用	交谈后期使用

（三）积极的谈话

积极的谈话最核心的原则是真诚。主要的方法是通过肯定、支持、鼓励等办法来实现维护、提升患者的自尊感，增强患者面对困难时的自信心和适应力的目标。

当我们和患者交谈时，我们常常同时会接收到积极的和消极的信息，以上述关于开放性和封闭性问题提问方式的两段访谈为例，两位接诊者存在的差异不仅仅是提问的方式，也有面对患者时的态度。在第一段医患交流中，医生更关注患者的"问题"，例如："预防性吸入器最重要的是每天都要使用。你是否每天都在规律地使用它？""幸亏你丈夫在，如果他不在多危险啊！你要记住每天使用预防性吸入器，而不仅仅发作时再用！"医生强调的是患者在治疗过程中完成得不够好的地方以及患者所面临的风险。不能否认，这样的态度在某些情况下是非常重要的，可以帮助患者意识到可能存在的风险，但是这样的态度也会带来问题，比如让患者感到挫败、抵触，对治疗失去信心等。在第二段医患交流中，医生更侧重于患者的积极方面，例如："你认为今天我能做些什么对你最有帮助？"积极的提问和谈话有助于激发行为的改变。在积极的谈话中，我们往往会同患者讨论一些积极的主题。例如："你能够坚持这么复杂的药物治疗计划，给我留下深刻的印象"或者"我很高兴你记录了你女儿的体温——这个信息对于我来说很重要。"大多数人都尊重医生这个职业，医生的积极的意见有助于良好关系的建立。

为了帮助大家理解，请看下面的例子：

例 1：监管"坏的"行为

医务人员：我现在要问你，你是否在按照我提供给你的饮食表进食？

患者：是的，嗯，有的时候我会忘记，而且对我来说，与家庭成员分开来单独准备食物挺困难的。

医务人员：困难对于大家是公平的，在这个问题上不要为自己找理由。

患者：这个进食表有很多内容都很难找，执行起来非常困难。

例 2：有帮助的引导性问题

医务人员：我注意到，你在为改变进食习惯而努力。今天我们谈论哪个话题对你最有帮助？

患者：这真的很困难。我想为我和我的家庭找到都适合的食物，这样我就不用单独为自己准备食物了。

医务人员：嗯

患者：我取得了一些进展，这样在准备食物的过程中可以节省很多的时间，我很想咨询一下，饮食表是否可以适当调节，部分食物我很难和家人达成一致。

医务人员：好的，我们一起来看一看。

为什么我们要思考以什么样的态度来回应患者？理由是生活方式有牢固的惯性，默认值是一切照旧、没有改变。过去的行为预测了将来的行为。我们并不是对行为改变持悲观态度，因为我们经常能看到行为改变，除非有什么事情把现在的行为习惯驱逐出去，否则这种行为方式就很可能会继续下去。能否通过争论让患者直面他们行为的后果，使他们态度松动，甚至强有力地劝说他们改变？尽管这看起来是合理的，但这样的正面攻击事实上更有可能使已建立起来的行为（如吸烟、不健康的饮食习惯）更加牢固。相反，积极的态度及帮助患者发现自己的进步，更有利于促进行为的改变。（详见"动机访谈"）

（四）复述及其时机

复述（在心理治疗中又称释义）指使用患者的话进行重复。医师接纳了患者的观点，并且使用复述聚焦患者所述内容中最相关的内容。对于医师来说，在开始阶段使用复述来支持患者的情绪或个人主题也是一个很好的方法。这经常会给患者带来另一种崭新的视角，可能会引出令人意外的解决方式。

案例：

患者："我们不能推迟下一个化疗的周期么？"

医师："你希望能够有一个比较长的暂停？"

患者："是的。你看，是这样的，我妹妹住在美国，她将要在这里待上两星期。做化疗时，我无法去见她，药物让我感觉很累。如果她在这里，我真的无法去陪她。"

医师："啊，是的，你妹妹在这里时你不想受到妨碍？"

> 患者："是的，就是这样。事实上，关于我的疾病，我不想让她知道的太多。我的意思是，当然她可以知道，但她没有必要去面对这些。"
>
> 医师："嗯，你不想让你的妹妹把你看成患者。"
>
> 患者："是的，我不需要她的同情。你看，我比她年长，当她需要我的帮助时，我总能出现。"
>
> 医师："好的，我明白了。你不希望得到你妹妹的帮助和同情。"
>
> 患者："是的，如果她能帮助我一些，那也没有关系，但是不需要同情。"
>
> 医师对延缓治疗的第一个复述聚焦于治疗，在之后的一个复述中，医师澄清了压力和患者的个人背景。这反映了患者拒绝治疗的背景。通常患者自己将会找到一个新的解决方案。如果不是这样，医师可以给予帮助。
>
> 医师："你是否想过，你可以告诉她，你不需要同情？"
>
> 患者："事实上，这很愚蠢。我还是足够强大的，我能够应对妹妹的同情，我可以告诉她我不需要她的同情。"

（五）总结

当医师进行复述时，总是只摘取信息中最重要的部分，而总结就要涵盖讨论的绝大部分内容。医师要将他所理解的东西用自己的语言表达出来。这就会使得医师与患者达成一致。患者可以补充医师忘记的内容，医师要检查他是否已经理解了患者所说的内容。同样，总结适合作为转换到新的讨论阶段的方法，或是通过总结最重要的内容以宣布访谈结束。

总结具有以下功能：

（1）一个好的总结强有力地反映了你非常仔细地倾听并记住了患者所说的话。这本身就是一个积极信息，能加强你们的工作关系。

（2）进行总结让你有机会将图画的片段收集在一起，并发现有无遗漏重要内容。为了达到这个目的，在总结之后你可以询问："还有其他的吗？"

（3）总结允许你通过囊括和突出某些主题，再次强调患者所说的特定范畴。在引导性沟通方式中，总结的这一方面作用尤为重要。

（4）总结允许你自由地转变方向。这是结束你这段时期的倾听、转向下一个任务的温和而积极的方法。

> **案例：**
>
> 医师：（进行总结）我试着总结我所听到的，看看理解是否正确。如果遗漏了什么，请告诉我。对任何人来说，这都不是一个容易的决定。不管你做什么决定，都可能有离开家人的风险。医生告诉你，如果不做手术，你只能活几个月，但手术本身也是危险的。你离必须作出决定的时间越来越近了，但是你需要更多的时间来思考。你看到家人时感觉非常好，你为他们考虑的如同为你自己考虑的一样多。
>
> 患者：是的，非常正确，我真的不需要更多的信息，这不是你能帮我做的决定。和你谈谈这些让我感觉很好。

（六）共情式的反馈

很多时候，我们都需要"用心倾听，换位思考"，患者在患病的情况下往往会产生强烈的情绪体验，所以就更加需要医生对患者表达共情的态度。

共情（empathy）与单纯的同情（sympathy）不同。共情就是站在对方的立场来思考，对对方的苦楚也能感同身受。

比如，患者说"被告知患上胃癌让我很受打击"，如果医生只是用相同的话回应"的确很受打击啊"的话，这就只是"同情"而已。虽然这么做比什么都不说好得多，但要是医生能体会到患者内心的不安并进一步说"我能理解，这对于任何人而言都是很艰难的"，"你会很担心今后的治疗吧?"，或者"能和我说说你心里的感受么?"等，就更具有共情的意味了。

如果医生想要对患者表达共情的态度，就需要看着患者的眼睛，稍稍向患者靠近，并倾听患者的讲话。如此一来，患者会更能感受到医生对自己的理解，对言语的接受性也会更好（详见"非言语信息"）。共情式的反馈包括：探究并证实患者的感觉，接纳和认同患者的感觉。

探究患者的感觉可以通过简单的提问实现，如："听到自己患有糖尿病，你有什么感受?"

一旦当患者表达了他们的感受，有两种方式进行处理。第一种方式是"正常化"——告诉患者他的感觉是正常的，使之安心。"任何一个患有这种疾病的人都会感到打击太沉重了。"或者"有挫败感是很正常的——其他人也这样"。第二种方式是认可感受——对患者的话语做出反应，让她知道医生可以理解和接纳其情绪。"听起来关节炎犯了，折磨着你"或者"你是在告诉我，自从患病后这一点是最令你苦恼的。"

当患者在访谈中出现情绪反应（可以是言语、表情或是肢体语言等）时，医师可以在停顿的基础上做出上述的回应。在这里，停顿也是必要的，因为医师需要观察患者是否允许讨论他的情感。在停顿时，患者可以聚焦于自己的情绪。一旦医师开始讨论情绪，患者就有可能更深入的讨论自己的情绪。

案例：

医生：你好，杨女士，请坐。我能为你做些什么吗?

患者：医生，我头痛。

医生：我想这一定很难受，能和我详细说说吗?

患者：疼得厉害，而且越来越重。自从我母亲去世后就开始疼，现在我疼得头晕目眩。我很担心。

医生：能和我讲讲您的担心吗?

患者：这太复杂了，我不知道怎么面对。

医生：嗯。（关注患者，并倾听）

患者：每天晚上，我很难睡着，我太担心了。（开始哭泣）

医生：（保持沉默，递过纸巾）看来这个问题到了非解决不可的地步。

患者：是的。这么哭，我都不像我了。

医生：是啊，你平素是个坚强的人。但看起来，这段时间你承受了很大的压力。

二、非言语信息的使用

（一）非言语信息的要素

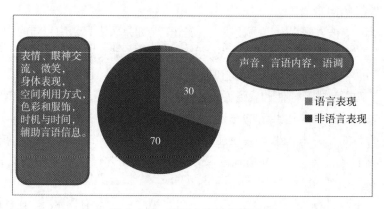

图 2.1.5　沟通表现的构成要素

非言语性沟通包括面部眼神、表情、手势、姿势、语调、相互之间的距离等。它在建立关系过程中发挥着重要作用，因为人类的情感 70% 是通过非言语性的方式来传达。如果医生说："我对你的经历很感兴趣。"同时脸上却流露出无所谓的神情，那么患者听到的是"厌烦"这一无声的信息。行胜于言！在医疗访谈中，常见的非言语信息见表 2.1.3。

表 2.1.3　常见的非言语信息

非语言表现的分类	
声音要素（辅助语言）	声音的高低、音量的大小
	话语的停顿、语量及语速
动作要素（人体动作）	面部表情（眼动、眉动）
	视线（注视的方向、注视的时间）
	手指、手、胳膊的动作、双臂交叉
	身体的姿势
	动作（点头、手臂的挥舞、行走的方式）
外表要素（服饰环境）	体重和体型
	服装及饰品
	室内的环境及色彩

1. 环境

安静、舒适的环境是非常必要的，尽管这在当今的医疗环境下显得有些奢侈，但是在访谈过程中，尽可能不被打扰对于交谈的质量至关重要。但是，有的时候，比如会诊或者在病床旁，所能得到的环境和我们通常所理解的那种"正式的""办公室中的"严肃访谈是有所不同的。患者所处的病房多数是两人间、三人间，甚至更多。房间内的摆设可能很拥挤，病房中也充满了各种干扰因素，比如清洁工的穿行、护士进行各种治疗和操作、其他患者与家属聊天以及各种监护仪器的声音等。在这种环境下，会诊医生应努力创建私密的环境，比如将病床间的帘子拉上，或者在可能的情况下请患者去办公室的角落进行交谈。患者的家人是否参加访谈应灵活判断，如果为了更好地了解患者本人的感受和想法，我们可以请患者的家属暂时离开；如果我们想观察患者与家人或朋友的关系，了解他们之间的互动方式，我们可以邀请亲朋加入到谈话中。总之，一个让患者能够感到放松和被接纳的气氛是至关重要的。

2. 距离和角度

通常情况下 0.5 米~1.5 米是社交距离，也是比较适合医生和患者之间在初期访谈时的距离。更近的距离属于亲密距离，适合家人、密友之间，而更远的距离属于礼仪距离，不适合交谈病情；相对而坐往往使交谈的双方产生对立感，而 120°左右的夹角更有利于医患双方坦诚交流。同样，在实际临床工作中，由于周围环境的不确定性，医生需要尝试各种可能的方式与患者交谈，有的时候需要蜷缩在床旁，有的时候需要弯腰和患者保持水平，总之要确保自己尽可能与患者的高度相同，避免产生过高的权威感，并减少医患之间的内心隔阂（图 2.1.6）。

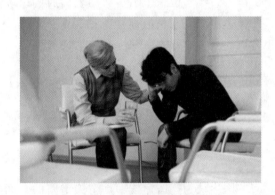

图 2.1.6　距离和角度

3. 肢体接触和访谈风格

医生常常需要为患者进行体格检查，这也是一个帮助患者放松并建立良好医患关系的机会。在访谈开始前，主动帮助患者调整坐姿，或者给患者倒一杯水等，均有利于在开始之前建立良好的信任。握手也可以起到相似的效果。如果患者非常的易怒和挑剔，医生主动关注患者的舒适度会降低自己被攻击的风险。在访谈结束后，关注患者的进一步需求，会让患者感受到自己受到尊重。

4. 目光

当一方倾听另一方叙述时，目光往往直接注视着对方的双眼；当一个人被询问时，或者对他人言行产生防卫性、攻击性或者敌意时，视线相交的机会便会增加；当一个人被激怒时，有时候可发现他的瞳孔张得好大。当然还会有其他一系列的面部表情；一个性格内向、羞怯的求助者会不习惯目光过多的接触，他既不敢太多注视别人，也不愿别人看着自己。

5. 表情

一般不愉快或迷惑可以借助皱眉来表达；嫉妒或不信任时会将眉毛上扬；一条眉毛扬

起是传统的怀疑信号；双眉扬起是惊讶的信号；双眉下垂则是沮丧和忧伤的信号；冲突、挑战、敌对的态度用绷紧下腭的肌肉和斜眼瞪视来表示；这时他的嘴唇也是紧绷着的，表示已摆出一种防御姿态；头和下腭常挑衅地向前推出，眉毛下垂，眉头皱起（图 2.1.7）。

对于患者而言，他们既对自己的病情感到不安，也对医生的态度有所担忧，因此他们往往会一直观察医生。特别是当医生对于患者抱有任何轻蔑及厌恶的情绪时，即便医生不明示，患者也可能会察觉出来。

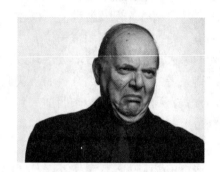

图 2.1.7　表情

当人们抱有"厌恶"的情绪时，表情肌肉的变化通常有以下几个特征：下唇包住上唇，并微微外突；紧皱眉头；扬起下巴，撑大鼻孔；上眼睑收缩，用力睁大眼睛。比如要是医生心想"这个患者真是太麻烦了"，就会稍微撑大鼻孔、突出下巴，仿佛从上往下轻视患者的话，患者很容易就会察觉到。

所以，希望各位医生多多活动表情肌肉来表达对患者的关爱。若想缓解患者不安的情绪，并传达出"我很关心你"的话，医生就需要表现出微笑的表情，并用柔和的眼神来迎接患者。这是建立双方良好沟通的第一步。

> **总结：**
> - 医生的情绪会比想象中更多地向患者展现出来
> - 即便是医生的一个小表情，患者也能从中读取医生的情绪
> - 患者对于医生的"轻蔑""厌恶"的情绪尤为敏感

有些医生认为，医疗技术是至关重要的，而是否微笑接待患者是与治疗毫无关系的事情，但是对于患者而言却并非如此。多数患者很难客观地评价医生的医术。因为患者心存不安的情绪，所以医生不经意间的一句话或一个表情都有可能影响到患者的心情。医生自信满满的表情可能会让患者感到"这位医生很可靠"。有研究显示，微笑的表情可以有以下作用：消除对方的警戒心理，传达亲切感，唤起对方的活力。来医院就诊的患者身体上肯定有不适之处。与健康人相比，不安的情绪占据了他们内心的大部分空间。因此，患者对于"也许不行"或"也许进展不会顺利"这样消极的言论就尤为敏感。同样，患者对于医生脸部细微的表情变化都会产生夸大的反应。另外，微笑对医生自身也有好处，有助于帮助医生调节自身情绪。通过活动表情肌肉展露笑容，从而放松心情的做法被称为"面部反馈（facial feedback）"。

6. 姿势

研究显示，对一个人的好印象与这个人的身体动作关系密切。医生探身向前聆听，手口并用地向患者进行说明，还是一直坐在椅子上不冷不热地说明，会极大地影响患者对医

生的好感。接诊时，医生如何识别患者的肢体语言呢？亦或如何通过自己的肢体语言更好地赢得患者的信任呢？当患者开始移动身体，把脚及整个身体对着门口，这个姿态很可能是求助者想结束交谈，他的体态正是想告诉：我想离开；人们有时借用摊开双手、解开外衣纽扣或脱掉外套，表达一种真诚、坦白；而双手交叉在胸前则常表明一种防卫，表示否定、拒绝或疏远。在接诊时，患者通常希望医生的动作富有活力，比如适当地摆动手臂、主动地握手等。

7. 眼神交流

讲话时，看着对方的眼睛就是"眼神交流"。医生的眼神可以传递大量的信息。比如，当患者进来时，由于医生是坐着看站着的患者，就会形成从下往上看的情形。此时如果医生的眼神比较锐利的话，就会让患者觉得医生在"瞪人"，甚至患者会反应"医生的眼神很恐怖"。因此，医生要特别注意和患者的眼神交流。

眼神交流包括时长、强度和方向性这三大要素。通常较为理想的时长是每分钟中约有30秒的时间保持着眼神交流，即双方眼神接触的时长占对话时间总长的一半为佳。上眼睑的用力程度会影响到眼神的强度，当我们想要威慑对方的时候，总是用力收缩上眼睑，让眼睛强有力地瞪起来，而与患者沟通时，要用柔和、关爱的眼神，应避免上眼睑过度用力。而关于方向性的问题，并非只有看着对方的眼睛中心才会让对方觉得"他在看我"。其实只要注视对方两眼及鼻梁交汇处的眉头倒三角处，对方也会觉得"他在看着我，似乎对我很关心"。

因此，在交流过程中，医生不要一直盯着患者的眼睛，完全可以看着患者眉头三角地带。不要对上眼睑发力，对视的时长既不要过长也不要过短。

8. 声音

加拿大的一项研究中发现，让人觉得声音具有敌意或压迫感的医生要比声音让人觉得温柔、和蔼可亲的医生在现实中有更多患者被投诉的经验。在该研究中，医生的声音被做了处理，被试者仅能接收到声调、声音的抑扬顿挫和节奏，而对医生的讲话内容一概不知。这些声音成分被称为辅助语言，包括音调、节奏、音量、速度等。声音过高容易让人觉得说话人有神经质；说话有气无力会让人觉得说话人没有活力；声音嘶哑会让人觉得说话人性格不好，生活没有节制；而声音小则容易让人觉得说话人没有自信。更能获取患者信赖的声音特质是音量适中，底气十足，发音清晰，节奏适当。尤其是面临焦虑或者愤怒情绪的患者时，医生温和的声音能使患者安心、并产生好感。

9. 服饰

医生在接诊患者时，需要在仪表上向患者表达诚意、热情及可靠这三个原则。医生需要学会用物品来表现自我，也就是要善用装饰物。对于医生而言，白衬衫配领带及黑皮鞋早已没有新鲜感了，可这确实是理想的装束，不会让患者产生异议。不合适的服装无疑是对诊疗活动的一种干扰。因而，医生往往需要穿着正统、整洁的服装及擦亮的皮鞋，并整理好头发和眼镜。这样才能获得患者的信任，吸引患者的注意力。此外，着装的得体也表达了医生在向患者传递"我尊重您"这一信息。

（二）医患沟通中使用非言语信息

接诊的最初时刻，医生通过行动进行有效的沟通至关重要。最初阶段，患者会下意识地通过医生的表情、姿势、着装等来判断："我可以信任他吗？"

热情的语调、自信的握手（如果是患者的文化所能接受的）、微笑、关切的眼神、得体的服饰都可能会有助于帮助医生获得患者的信任。如果没有建立起最初的信任感，整个就医过程都有可能受到干扰。医生在使用语言风格方面常常是一种重要的非言语信息，宜灵活、幽默，最好使用通俗易懂的语言或者是患者自己的语言。当患者的情绪或者用内心体验难以用常规的语言描述时，医生可以帮助患者用其他的方式表达。例如，医生可以一边紧握拳头，一边对一位内心充满愤怒、但却不敢表达愤怒的患者说："如果你能狠狠地打一下，你希望打到哪里？"在这一情境下，医生帮助患者把自己想象成了一位拳击手，使其内心的情绪有机会表达出来。

有效的非言语性沟通（即通过行动进行沟通）可以为接诊营造一个良好的开端。为了巩固好的开端，有效的非言语性沟通必须贯穿于整个接诊过程。较之语言，行动更能让患者感到关爱和尊重。

三、信息传递和接收的不同层级

（一）晤谈的信息领域及对医患关系的影响

沟通过程可以描绘成发送-接收模式。一个人就好比发送器的角色（说话者），而另一个人就作为接受器（听者）。成功理解的基础是使用易于理解的语言（避免使用术语）和清楚的发音。对于听者来说，意味着专心致志和非言语的表达。此外，外界的影响可能会打断信息的传递，甚至是整个交谈（办公室助理、护士等突然闯进房间）。医师的目标应该是进行一次不受外界干扰的交谈。

（二）信息接收的四个层级及转换

一般情况下，传递信息可以划分为以下 4 个层级。

（1）事实：事实层面的信息，这一层级主宰着日常的医学实践；

（2）关系：这一层级表达了说话者怎样考虑他人以及他们所处的关系；

（3）自我暴露：说话者提供了一条关于他是如何感受的线索；

（4）要求：说话者希望他人能做些什么。

> **案例：**
>
> 你正在开着车冲向一个十字路口，同车的伙伴对你说："小心点，现在是红灯。"
>
> 事实层面：目前交通指示灯是红灯；
>
> 关系层面：关于关系内容可能的陈述是
>
> - 我开车比你好
>
> - 没有我的提醒，你不行

> - 你不是好司机
>
> 自我暴露层面：隐藏于这条信息背后的自我暴露可能是
>
> - 我担心我们会出意外
> - 我着急赶路，怎么又是红灯
>
> 要求层面：要求可能是
>
> - 小心！
> - 集中精力！
> - 及时刹车！

捕捉暗示

患者可能不愿意或不能说出他们的真正的担心与想法。然而，患者很可能在谈话时把他们的想法流露出来。对医生来说，捕捉患者的暗示就很重要。

语言暗示：仔细听患者对所患疾病的描述，捕捉患者真正担心的迹象，可能只有当你对患者的言语暗示做出适当的回应时，他们才流露出这些迹象。

> **案例：**
>
> 医生：您好，周先生，请坐，我能为您做些什么？
>
> 患者：医生，我胸闷。
>
> 医生：能和我详细说说吗？
>
> 患者：就是心脏的部位，像有块石头压着似的，喘不上气来，还会出汗。我特别担心！
>
> 医生：能告诉我，您担心什么？
>
> 患者：我的一个好朋友，也是我的一个同事，比我小两岁，刚刚获得升职的机会。结果前两个月突然就得心脏病去世了。我们两个常在一起吃饭，生活习惯非常像，年龄又差不多。我担心……我也会像他一样。

在这个案例中，医生捕捉到了一个言语暗示，患者描述了对胸闷的情绪体验。在内科门诊，医生可能会忽略患者的情绪，而会进一步去询问心源性胸闷相关的症状以便进行诊断和鉴别诊断，从而忽视了患者的社会心理因素。

非言语暗示：我们会用肢体语言解释很多有关我们自身或自身想法的信息。包括衣着、姿势、手势、表情。观察患者进入诊室的过程（患者的外表、姿态、步态）可获得大量的信息。在与患者的谈话的过程中，保持对患者肢体语言的敏感也同样重要。

以下就是一些非言语暗示的例子：

目光接触：难以保持目光接触可能预示着患者对要谈的事情感到痛苦、害羞，或对谈话不感兴趣；相反，过度的目光接触可能预示着患者的焦虑、急切，也可能是愤怒和带有攻击性。

姿势：自信的人坐姿挺直；痛苦的患者无精打采、垂头丧气。

手势和肢体动作：愤怒的患者坐着的时候可能会挥舞自己的手臂和拳头；焦虑的患者可能不断地变换身体姿势或手部的小动作不断。

面部表情：痛苦、愤怒、高兴。

音调：声音的长短，某些词的重音等。

（三）综合信息的解读对医患关系的影响

说话的人可能会强调信息的某一个层级。医师可以使用这个模式澄清其他层级的信息，例如直接切入信息的另一个层级。如果访谈时患者的情绪十分苦恼，这一方式尤其有效。

> **案例：**
>
> 患者："我这两天不想工作，真的想休息。你能给我开个病假吗？"
>
> 医生："我想先为你检查，但是你所告诉我的，我或许应该让你这周休假。"
>
> 这个回答，说明医生初步达到了事实层级。在关系层级上，他注意到患者给他施加了压力，并且从这一点认识到患者自身也处于很大的压力之下。此时，可供他选择的反应有：
>
> 医生："你看起来压力挺大的。"
>
> 患者："是的。最近我在工作中犯了些错误，我担心会失去工作。现在工作很清闲。因为我还有睡眠问题，我担心我会犯更多的错。所以，如果我待在家里会更好些。"
>
> 通过改变交谈信息，医生让患者说出了他的职业压力，并提及失眠。现在可以进一步明确患者是否存在抑郁了。

机智的处理一个主诉之内的多种信息有助于医师灵活地进行访谈。通过这样的访谈医师可以获得更多的信息，可以更全面地看待患者及其所面临的困难处境。

四、组织谈话

> **与患者交谈指南**
>
> 谈话的开始
>
> 问候患者，称呼患者名字（"早上好，周先生！"），并在合适的情况下与患者握手
>
> 请患者坐下
>
> 自我介绍（"我是妇产科的刘医生"）
>
> 解释谈话的目的（"今天是我们第一次见面，主要的目的还是需要了解一下您来就诊的原因"）
>
> 告诉患者今天的时间设置（"我们大约有十五分钟的时间"）

谈话的过程

　　　保持良好的气氛、热情的举止和得体的视线接触

　　　开始谈话时用开放性问题提问

　　　患者说话时要认真听

　　　对言语和非言语暗示给予快速的反应

　　　用言语（"和我详细说说"）和肢体语言（运用手势、点头）帮助患者

　　　在适当的时候使用封闭式问题提问

　　　确认患者说过的话

　　　鼓励患者谈论与疾病有关的问题

谈话的结束

　　　总结患者所谈的内容，并询问患者总结的是否准确

　　　询问患者是否想补充什么

　　　感谢患者

（一）"患者为中心"与"医生为中心"的开场

　　一般说来，医学访谈可以分为以患者为中心和以医生为中心的访谈，二者的关键区别是由谁来决定访谈的内容。在以患者为中心的访谈阶段，由患者来决定他会报告哪些症状或是他希望医师帮助他解决哪些压力或者问题。在以医师为中心的访谈阶段，由医师来决定访谈内容，他会直接向患者提问以获得与疾病相关的信息。

　　传统的做法是，医生在与患者的谈话中担任主角，目的在于从疾病和病理学的角度解释患者的症状。这样做就很少关心患者的担心与想法，并且，也没有让患者参与决定如何治疗疾病。这种方式的优势在于，在某些特定情况下更有利于控制诊疗时间。这种被称为以医生为中心的谈话方式。然而，这种做法在当代社会越来越受到挑战。因为很多患者想对自己的疾病有更多的了解，并想参与治疗方案的制定。而且，现在有越来越多的证据表明，以患者为中心的访谈更有利于满足患者的倾诉愿望和建立良好的医患关系，会让患者更满意、更可能坚持治疗，因此也更利于患者的康复。

　　无论是哪种方式，掌控访谈进程都是医师的责任。艺术性的平衡以患者为中心和以医生为中心，适当和有效的访谈才能得以实现。在临床上，常常有医生会担心"以患者为中心的谈话是否总是合适？"除了在非常紧急的情况下，以患者为中心的谈话适用于大多数医患访谈中，而且交谈的结果对患者和医生都有利。但是有一点请记住，那就是有些患者情愿进行以医生为中心的谈话，或者说，他们想让医生以一种家长式的作风控制谈话及治疗。

以患者为中心的晤谈模型	以医生为中心的晤谈模型
开始阶段留给患者更多自由发挥的空间 不要打断 开放式提问 等待、停顿 用言语及非言语方式鼓励患者继续阐述 用患者的用词复述 用自己的语言进行总结 情感反馈	设定时间框架 介绍医生的主题 主导访谈时建议转换话题 打断 封闭式提问 达成协议 在访谈结束时给予建议

我们可以通过下面的例子，进一步体会以患者为中心的访谈和以医生为中心的访谈。

案例：

费女士是一位办公室职员。因为她在过去的 6 个月中持续咳嗽，气喘，医生建议她戒烟。她的确想戒烟，但是发现这很难做到。由于在工作时她会咳嗽得更厉害，因此她认为咳嗽是因为办公室的空调引起的。她担心自己不得不辞去工作，而这份工作是她个人和孩子的生活来源。

以医生为中心的访谈

医生：你咳嗽多长时间了？还有别的症状吗？

患者：已经有 6 个月了，有时也气喘。

医生：你吸烟吗？

患者：我正在努力戒烟，现在只是晚上吸两根。

医生：你的病可能和吸烟有关。我强烈建议你戒烟，我为你安排了做胸部 X 线和其他检查，并给你开了些缓解咳嗽症状的药物，1 个月后来复诊。

以患者为中心的访谈

医生：能和我详细说说你的咳嗽吗？

患者：我已经咳嗽 2 个多月了，有时也气喘，特别是在早晨。

医生：还有其他症状吗？

患者：有的时候早晨起来咳嗽时会有痰，但我想那是因为我吸烟的缘故。现在我正在努力戒烟。还有，我气喘，特别是在工作时。所以我认为气喘是由于办公室的空调引起的。

医生：看来有两件事情是您非常关注的，一是您想戒烟，这是一个好想法，我肯定这会对您的健康有帮助。第二，您很担心您的工作。我能为您做些什么呢？

患者：我想让您帮助我戒烟，我发现这有时挺难的。还有，您能否给我写一张诊断证明，因为我最近因为身体原因很长时间没有上班了，我真害怕失去工作，那样的话我和我孩子的生活会受到很大的影响，也无法再还房贷了。

从上面的例子中，我们可以体会到，以患者为中心的访谈是"进入患者的内心世界，透过患者的眼睛去看待疾病、理解疾病"。这种访谈方式，可以帮助我们弄清患者的患病故事，理解患者对其所患疾病的认识以及允许患者表达疾病会对自身生活产生的巨大影响，并在讨论时征求并尊重患者的意见。

（二）晤谈的引导和鼓励

在晤谈的开始，医生可以通过各种技巧帮助患者表达自己的问题，因为患者的自由叙述可以帮助医生获得很多有用的信息，而仅提问专门疾病相关问题是无法获得这些信息的。更重要的是，这种形式的访谈提升了相互信任的医患关系，因此有必要投入一定的时间。在这一阶段，医生可以使用的技巧包括：

- 让患者完成他的谈话；
- 开放式提问；
- 停顿；
- 鼓励患者继续发言；
- 澄清：在与患者交谈时，通常要用试探性问题，使患者明确说明他或她所说的话的含义。例如：明确谈话含义的"您指的是什么?"；请患者进一步解释的"您怎么会想到这些?"；核实准确性的"您肯定每天都按时服药了?"
- 重复和总结患者的话；
- 识别和回应情感。

在这一阶段，医生可能会遇到一些难以处理的问题：

患者的拒绝：这种情况并不常见。多数患者很乐于与医生交流，并能够从中获益。然而，有的时候一个患者可能已经把自己的情况讲给了多个大夫，而且不想再这样做了，亦或他的就诊并非出于自愿，而是迫于家人对自己健康的担心。在这种情况下，医生不要把患者的拒绝看作是对自己个人的侮辱，必要时可以适当放弃医生的角色，而是以更平等的姿态进行交流。

"我忘了接下来该问什么"：问诊不只是提问。在谈话中断时感到焦虑是很自然的事，但沉默同样重要。如果你不知接下来再谈些什么，你可以总结一下到现在为止患者都跟你说了什么。

"患者开始哭泣或变得情绪激动"：当患者失声痛哭时，医生感到焦虑和窘迫是件自然的事情。识别并管理自己的焦虑十分重要，因为这种情绪会传递给患者。不要马上提问或急于打断，而是给患者足够的时间释放自己的情绪。你可以通过表示理解与共情帮助患者更好地表达，可以使用一些关心的话语：

- "我理解，您一定非常难过。"
- "我能够体会，您为什么如此难过。"
- "如果您愿意，可以和我讲一讲您的感受"

同时，给患者递上纸巾也会让患者感受到支持和理解。

在访谈的这一阶段，医生需要时刻考虑如何做才能有助于患者叙述自己的患病故事。

因为与患者交谈过程中的目的之一就是获得与患者疾病有关的信息。这些信息必须尽量准确、完整、与疾病相关。获得信息最明显、最直接有效的方式就是提问，但是有些提问会破坏访谈的过程，例如：

* 问太多的问题，不让患者讲他们自己的故事
* 问题太长、太复杂，令人费解
* 提问的方式可能会导致患者给出带有偏见的回答
* 忽视患者可能要问的问题

> **案例：**
>
> 　　常先生是一名会计，47 岁，因突发胸痛来急诊科看病。首先接待他的是叶医生：
>
> 　　医生：现在还疼吗？
>
> 　　患者：不，现在不疼。
>
> 　　医生：是挤压痛，还是钝痛？
>
> 　　患者：好像是钝痛。
>
> 　　医生：是不是放射到胳膊？
>
> 　　患者：不，我觉得不是。
>
> 　　医生：锻炼的时候是不是疼得更厉害？
>
> 　　患者：不是。
>
> 　　患者同样看了魏医生。
>
> 　　医生：能和我说说你的胸痛吗？
>
> 　　患者：当时我正在办公桌前忙着。是一种很奇怪的疼痛，就在我的胸部中央。最近已经痛过好几次了，都是在我工作的时候疼。
>
> 　　医生：嗯？（表示好奇）
>
> 　　患者：我一直在想，什么让我出现这个症状。最近我工作很忙，每次胸痛的时候都会发生在我感到焦头烂额的时候。

（三）应当注意的问题

1. 避免诱导式问题

医生在谈话中提出的问题必须可以理解而不能太复杂，并避免诱导性问题。如果一个问题中包含几个问题的复杂问题，就可能会让医生和患者都感到困惑。例如，如果问题是"呕吐是从昨天开始的还是从今天开始的？同时有腹泻吗？"，可能患者只会回答其中的一部分。

诱导性提问是使某人对问题的回答符合提问者的期待。在询问患者时，诱导性问题可以作为开放的策略。但总的来说，应该避免使用这类问题，原因是显而易见的。诱导性问题有以下三种：

* 对话式的：可以用来开始或促进交谈。这类问题能促进医生和患者之间形成融洽的气氛，例如"今天的天气还挺好的！"
* 简单的：这类问题诱导患者同意医生的观点，应该避免使用，如"您情绪还是正常

的，对吧?"

● 不易察觉的：这类问题用措辞影响患者的回答，应该避免使用。但是，医生很容易提这种问题，却没有意识到。关于措辞如何影响到问题的回答，这里有个很好的例子：一个有关头痛频率的研究表明，如果问被调查者"你经常头痛吗？如果是，每周疼几次?"答案是平均每周 2.2 次。如果将提问稍作修改，"你有时头痛吗？如果是，每周几次"答案是平均每周 0.7 次。

2. 管理会谈时间

关于保证访谈控制在有限时间内的基本方法，是访谈内容的透明性、时间框架和多种访谈阶段间的转换。

告知患者访谈可用的时间（设定时间框架）；

告知患者你想要完成什么（告知访谈任务）；

告知患者目前的访谈是以患者为中心的还是以医生为中心的（告知访谈方式）；

宣布访谈结束，或转换至新的访谈阶段时，必须明确强调。

> **案例：**
>
> 在患者为中心的阶段，患者讲了很多来自工作和家庭的压力，而丈夫对此关心和支持太少，在这种生活状态下，患者的头痛成了严重的问题。
>
> 医生："好的，我明白对您来说，家庭和工作已经让您疲惫不堪了，您也觉得丈夫没能给您什么支持，很令人失望。更糟糕的是，您的头痛又雪上加霜。"
>
> 患者："是的，的确如此。"
>
> 医生："我要再问你一些别的问题，这样，我能根据这些情况给您提供一些建议。如果您觉得有一些问题挺重要的却没有讲到，我们将在结束的时候留下足够的时间来弄清楚。我们现在结束刚才的话题，先谈谈其他的好吗?"
>
> 患者："好的，当然，我真的想知道哪里出问题了。"

3. 打断的时机和限制

有时，医师必须打断患者。打断有以下 4 种方法：

● 直接打断：医师称呼患者的名字，看着他的眼睛，也许还可以轻拍他的手臂；

● 总结：即使当时的讨论无法继续，医师仍要给予患者信号，让他明白医师能够理解那个主题对于患者很重要；

● 重复访谈目标：即使访谈内容的预定框架无法维持，医师仍要重复访谈的目标；

● 取得同意转换交谈内容：向患者询问，是否同意转换交谈内容。

保证访谈控制在有限的时间内，并且适当转换主题的方法包括：

> **案例：**
>
> 医生：赵太太，我理解您详细的描述对于您来说非常的重要。但对于我来说，更重要的是，您能够尽可能简单地回答，因为时间有限。您能理解吗?

4. 身体接触

身体接触是一种强有力的沟通方式，我们用它来表达包括亲切、爱和愤怒等各种情感。在医患关系中，身体接触可以传达关心和同情，同时身体接触本身就可以有治疗作用。然而，使用身体接触的方式和时间必须合适，要考虑患者的敏感程度和医生的职业行为准则。

在医患接触过程中，应该在什么时候使用身体接触？显然没有严格的规定，看病开始时与患者握手是为社会所接受的。伸出双臂安慰一个痛苦的患者，或者当患者表现出很难表达的思想和情感时，把手放在患者的手臂上以表示同情，这样做常有助于患者继续谈下去。以下是给予患者身体接触的两条总原则：

- 尽量估计患者对身体接触的可能反应。你可以从患者谈话的方式、患者的姿势和其他肢体语言中获取信息；
- 如果你对接触患者感到不自在，建议你不要做。如果是这样，你可能会让患者发现你的不安。

5. 体格检查

相对于访谈过程中的身体接触，体格检查时的身体接触是无法避免的。为患者查体时所发生的身体接触要注意另外一些问题。当患者躺在诊台上等待查体时，患者对自身的弱势和医生的权威非常清楚。在体格检查时，被陌生人触摸是突破身体界限的一种改变。例如，腹部检查时，患者腹部所需的紧张程度取决于检查者的敏感性和患者当时的信任程度。患者可能会感觉到不情愿、害怕、害羞或是痛苦。在体格检查过程中，医生应尽量让患者放松。以下是一些有用的原则：

- 始终尊重患者。查体前和查体过程中应该用毯子遮盖患者；
- 解释你要做什么，并了解患者对此是否担心；
- 不要无故对患者身体的某一部分长时间检查，以免引起患者的过度担心；
- 观察患者的表情，尽可能避免引起患者的不适。可以说："如果我弄疼你了，请告诉我"。

6. 结束

在访谈结束时，医患双方应就以下问题达成一致。在这个过程中，应留下充分的时间适当的结束谈话。基本要点包括：

- 总结今天的访谈内容；
- 核实有无理解上的差异；
- 询问患者你是否遗漏了患者认为很重要的信息；
- 询问患者是否需要补充；
- 随诊的安排；
- 以对患者的感谢结束谈话，例如："非常感谢您今天和我分享了这么多关于您健康的问题。"

在这个阶段，患者有机会补充任何重要的内容，然后由医生来决定这些补充的内容是否需要得到及时的澄清或是放到以后再讨论。只有当患者所补充的问题高度相关，医生才决定是否改变治疗或尽快处理那个问题。否则，还是应该依照时间表，另外预约一次访谈。

案例:

医师:"我们今天讨论了关于你的症状表现。我们同意再进行一次血液测试,如果测试结果显示没有任何问题,我们就可以开始治疗。同样你也提到了你妻子的问题。我们可以在几天后约定再和你进行讨论。到那时,我也会和你谈论血液测试的结果。你是否还有其他问题?"

小结

要点

与患者进行有效沟通的核心技能包括提问、主动倾听和谈话时协助患者有效的表达,这些技能可以通过学习掌握,而且需要实践提高

　提问
- 尽量使用开放性提问,特别是在与患者谈话的开始时
- 用具体的、封闭性提问获得特定的信息
- 用试探性的问题澄清、证实患者所说情况的准确性,并帮助患者在此基础上详细说明
- 避免使用诱导性问题
- 避免一次问多个问题,这样做会让人迷惑
- 如果患者听不懂或患者回答不清楚时,可以用更简单的语言重复

倾听
- 倾听是良好沟通的核心技能之一
- 允许患者谈话,不要打断他们
- 有效的倾听指的是集中精力听患者谈话,并在患者说话时努力理解他们的情感
- 注意患者的语言和非言语暗示
- 用肢体语言和有助于谈话的评论表示你在注意听
- 允许谈话的暂停和沉默

为谈话指明方向
- 在整个谈话中都要使用这一方法,用来说明你接下来要说什么。

在谈话结束时留出时间,总结患者说过的话,并问患者是否有所补充

避免错误
- 问太多的问题
- 不让患者用自己的话讲故事
- 不必要地打断患者的谈话
- 未能领会患者的语言和非言语暗示

参 考 文 献

1. 吴文源主编. 心身医学基本技能[M]. 上海：同济大学出版社，2009.
2. 佐藤绫子著. 医师接诊艺术[M]. 毕玺译. 北京：东方出版社，2015.
3. Stephen Rollinick 等著. 医务工作者动机访谈——促进健康行为的改变[M]. 洪霞，魏镜译. 北京：中国轻工业出版社，2015.
4. Margaret Lloyd，Robert Bor. 医学沟通技能[M]. 钟照华译. 北京：北京大学医学出版社，2013.
5. W. Langewitz, et al. Spontaneous talking time at start of consultation in outpatient clinic：cohort study[J]. BMJ 2002；325：682.

第二章　临床实践中沟通技能的应用

第一节　采集病史过程

一、采集病史中的常见问题和困难

病史信息来自患者的生活，常常是细碎而杂乱的。医生医疗工作繁忙，特别希望高效地完成病史采集，因此不断提高在"专业世界"里的感知能力，甄别有价值的线索，顺藤摸瓜，丰富自己鉴别诊断的思路，并据此提出非常有针对性的问题。但面对患者时却常常无奈地感慨："为什么他没有早告诉我这个信息？""为什么他老是说那些没用的？""问题这么严重，为什么他偏不听我的？"

这些"为什么"的答案因人而异，大部分却都可以归于一类：医生还没有足够多地了解患者，没能感知"患者的世界"。"患者的世界"包括患者的情绪、观念，患者对疾病的反应及就诊期望，以及疾病对其家庭及社会环境的影响等。如果医生不了解这些，仅仅局限在自己的"专业世界"中，就很难营造和谐的医患关系，可能导致重要的线索未被揭示。

"患者的世界"为什么不能让医生一目了然，其常见的原因包括：患者的体验或症状可能是千头万绪的或难以描述的；患者并不知道哪些信息需要提供给医生。疾病相关的专业知识可以帮助医生询问和筛选出有助于诊断和判断的重要信息。

另一方面，患者在患病过程和医学活动中体验到的羞耻感使得患者不能、不敢或不愿敞开自己。这种羞耻感来源于对疾病本身的反应，如罹患精神障碍、癌症、残疾时的病耻感；也来源于对与疾病相关行为在一般社会文化中的道德评价的反应，如性传播疾病。患者感到对疾病负有责任，被社会审美文化低评价；同时，在医疗过程中暴露身体和个人信息、接受外界对自身的审视和触碰本身就会带来羞耻感。而羞耻感引发的不良行为（如回避和愤怒）则会有损于疾病诊疗。在询问病史的过程中，患者可能对重要的信息避而不谈或愤怒地中断沟通。这时，以怎样的方式交谈比询问的内容本身更为重要。

医生对待患者的方式是影响患者羞耻体验的重要因素。有时即使是在医学的科学属性和医生自身的状态影响下流露的下意识的审视和评价也可能加重患者对其健康行为、疾病和身体的羞耻感。与此相反，医生的积极、共情和关注可以令患者感到被重视、被关爱、被认可，从而减少或超越羞耻体验，敞开心胸，提高治疗配合，改善治疗结局。在询问病史以及后续的诊疗过程中，医生应使用恰当的沟通技能，呈现出专业的、非评价的关注，从而改善医患双方沟通体验，提高沟通效率。

二、采集病史的沟通技能

采集病史过程中需要合理使用以患者为中心的访谈技能和以医生为中心的访谈技能。

表 1　以患者为中心的访谈技巧和以医生为中心的访谈技巧

以患者为中心的访谈技巧	以医生为中心的访谈技巧
• 开始阶段留给患者更多自由发挥的空间	• 设定时间框架
• 不要打断	• 介绍医生的主题
• 开放式提问	• 主导访谈时建议转换话题
• 等待、停顿	• 打断
• 用言语及非言语方式鼓励患者继续阐述	• 封闭式提问
• 用患者的语言复述	• 达成协议
• 用自己的语言进行总结	• 在访谈结束时给予建议
• 回应情感	

(一) 早期

创造适合谈话的环境，准备纸笔，避免谈话被其他人或电话等干扰，保障谈话顺利进行。访谈早期的内容包括三个部分：

1. 问候

医患关系的建立始于医患见面之初。友好关切的目光接触、温和的语调以及正式地称呼患者有助于建立相互信任的医患关系。

> 医生：你好，X 女士。

> 医生：我是您的主管医生，我姓 Y。接下来我们可以有大约 30 分钟的时间来了解一下您的病史。

2. 介绍设置与框架

包括自我介绍、介绍环境和安排时间，让患者对时间安排有合理的期待。

3. 询问患者就诊原因

注意理解和澄清患者的就诊原因。就诊原因可归为三类：①寻求支持或保证；②试图理解症状；③要求消除或缓解症状。特定患者的就诊原因可能是其中的一项或几项，医生容易不加求证就断定患者只是要消除症状。

欠合理的方式：当患者开始描述自己的 1～2 个症状时，立即开始收集相关的医学信息。Howard Beckman 和 Richard Frankel 的研究告诉我们，患者常有 3、4 种症状，其中第一个可能不是最有医学意义的。在这个阶段打断患者的思路，以封闭式问题获取直接的答案，有可能让我们失去了解疾病全貌的良机。

更合理的方式是询问"还有吗"，直到患者表示说完了。这个技巧可以鼓励患者充分表达需求，甚至是他觉得尴尬的话题。医生则可以更好地安排本次就诊的时间。如果患者意向很多，医生可以和患者讨论决定这次首要解决哪些问题。避免"门把手现象"，即患者在就诊接近尾声时提出一个重要问题，打乱了医生的安排。

（二）中期

这一阶段的任务是问清病史。

> **示例：**
>
> 医生：你好，王女士。
>
> 患者：你好，刘医生。
>
> 医生：我们有大约30分钟的时间。请问您今天来这里，主要的问题是什么？
>
> 患者：我最近总心慌，我有些担心心脏的问题，所以想来看看可能是什么原因引起的。
>
> 医生：好的。除了心慌，还有其他不舒服吗？
>
> 患者：有时也会喘不上气来。
>
> 医生：嗯，还有吗？
>
> 患者：浑身没力气，也睡不好觉。
>
> 医生：还有其他不舒服吗？
>
> 患者：没有了。

患者以他们自己的方式讲述他们的患病故事，他们的愿望是"不遗漏任何重要的信息"。医生面临的挑战是满足患者讲故事的需求，进入患者的世界；与此同时，保持对症状线索的把握，梳理疾病诊断与鉴别诊断的思路。

这一阶段最有效的策略是由开放性询问开始，逐渐转为重点询问，必要时使用封闭式问题进行鉴别。

● 开放性询问阶段是完全以患者为中心的，还可以使用鼓励患者讲述的技能，具体的技术包括：点头、"嗯"、重复患者最后的话、用自己的话表达理解。

● 重点询问针对的是患者的症状特征：时间、性质、程度、影响因素，如"这些不舒服最早是什么时候开始的？""是什么样的疼痛？"。

● 转移话题时给予患者提示。比如："刚刚我们了解了您的症状，现在我们来谈谈以前您接受过哪些检查和治疗"。

● 澄清与确认：患者和医生对症状的描述常使用不同的词汇。医生提问时需要使用非医学术语，并确认患者明白这指的是什么。比如"发烧"比"发热"更容易被患者听懂。患者使用的症状名称常常是个体化的，或者是医生并不熟悉的文化背景下的词汇。因此，需要澄清患者使用的症状词汇具体指的是什么，与规范的医学术语如何对应。当患者用医学术语描述症状时，也不能默认患者对术语的理解与医生相同。需要进行澄清，比如说，

"您说的心里麻烦指的是什么样的感觉?"。我们使用患者的话与患者沟通,经过沟通澄清后与医学术语相对应,进而记录和汇报病史。

- 总结与核实:用自己的话小结,并向患者核实:我试着总结一下我们刚才谈到的,请您看看我的理解是否正确,有没有遗漏……

示例:

医生:好的,请您说说您犯心慌的具体情况?(询问开放式问题)

患者:我第一次犯是3个月前,下班开车回家的路上。等红灯时,我突然觉得心跳得越来越快,心慌非常难受,喘不过气来。当时我觉得自己是不是犯心脏病,快死了。那种感觉真可怕!

医生:是的,心慌挺难受的(用患者的话总结)。

患者:当时全身没劲,手脚都僵住了。好不容易把车停到路边,我打了120,又给我丈夫打了电话。大约过了20分钟,急救的医生赶来了,不一会儿我丈夫也到了,看到他们来了,不知道怎么回事,心跳慢慢就不那么快了

医生:等红灯时出现的心慌,大约20分钟后慢慢缓解了。后来呢?(进一步澄清)

患者:过去之后,似乎就一切又正常了。当时测的心电图,除了心率稍微快一点,没有其他问题。医生说没事,也没有给我任何药物。我以为应该就没事了,但最近1个月又连续犯了4次,我越来越担心了。

医生:嗯,能想象,这一定会让您不放心。您观察过每次发作有什么规律吗?(反馈感受,进一步澄清症状)

患者:没什么规律,这是让我最害怕的。

医生:明白了,这会让您更不安。(用自己的话总结和反馈感受)

患者:对。

医生:当时有胸口痛吗?(了解伴随症状)

患者:没有。

医生:好的。您刚才还提到睡不好觉,能具体说说吗?

患者:……(略)

医生:我目前了解到的情况是这样的:最近3个月您反复地出现心慌,每次的时间都在半小时左右,发作的时候会觉得憋气,全身没力气,但平时这些症状都没有,就像正常人一样。但会有些睡眠问题。目前做的检查都正常。你想知道这些症状还有没有可能是其他原因造成的。(小结)

患者:是的。

(三)后期

使用"我们"来陈述,强化伙伴关系的同时。告知患者接下来的安排:接下来,我们要进行体格检查,然后再讨论一下导致这些症状的可能的原因,并需要做进一步的检查。

> **示例：**
>
> （已经了解了症状及其他相关情况，医生和患者商量接下来的检查）
>
> 医生：接下来，我先给您检查一下身体，然后，我们在一起商量后续的检查。
>
> 患者：好的。

三、了解患者的沟通技能

医生难以进入"患者的世界"，除了前面提到患者的困难外，有时是医生主动选择对"患者的世界"敬而远之。

医生不知道"患者的世界"值得了解。默认患者来看病只是希望得到药物消除症状，以为患者既然来看病就会全盘接受医生的解释和处置，忽视了患者作为"人"的复杂性。习惯于聚焦"专业世界"的思维方式，即"筛选具有医学意义的信息，进行诊断和鉴别诊断"，长期对"患者的世界"视而不见，也就没有机会在这一层面得到经验和体会。

医生不知道应该如何了解"患者的世界"。担心时间不够用：医生怕"患者的世界"太过复杂，一旦开头，患者就会说个不停。但多数患者有能力觉察和评估看病的目的和效率，他们也不愿意浪费医生的时间。Howard Beckman 和 Richard Frankel 的研究发现，如果不被打断，患者讲述大多不超过 1 分钟。患者表现为反复纠缠无法制止时，恰恰很可能是因为医生拒绝了解"患者的世界"。医生也会担心自己应付不了：认为自己没有这方面的技能，面对"患者的世界"无法掌控局面。事实上，了解"患者的世界"的技能并不难掌握。

了解"患者的世界"包含两部分内容：一是患者的患病观念与行为；二是患者的生活背景，包括他的家庭、工作、人际关系与压力应对等。

患病观念包括：①患者自己对疾病病因、影响因素的解释；②对诊断的推测；③对治疗方式的偏好；④对治疗效果及预后的期待。患病行为指的是为应对身体不适采取的各种方法，包括休息、求医、接受治疗或忽视等，体现了症状对患者生活的影响。患者对疾病的理解和对病因的判断都会影响后续的应对行为。医生如果不充分了解患者的患病观念、不能给予恰当的回应，常会导致医患双方对诊疗的满意度下降。临床中比较常见到医生要么仅从心理的角度、要么仅从生理的角度同患者探讨疾病或解释病情；而事实上，患者（尤其是躯体症状较多的患者）更倾向于对疾病进行多重归因。如果医生没有了解到这一点，患者容易感到没有被认真的对待。没有获得预期的帮助和治疗。

自 Engel 提出生理-心理-社会医学模式以来，患者的生活背景对其健康的影响得到越来越多的关注，其重要性不言而喻。

因此，了解这部分内容可以通过：

● 患者的直接表达：当患者用自己的方式讲述患病故事时，常可以听到他们自发地表达这部分内容。

● 医生直接询问：您对您的疾病是怎样看的？您觉得这有可能是什么问题？对于治

疗，您有什么想法？

> - 询问患病观念的 ICE 示例
> - Ideas（想法）：您觉得生病的原因是什么？
> - Concern（担忧）：您有什么特别担心的吗？
> - Expectations（预期）：您希望医生帮您做什么？

- 通过一些线索进行探索：患者出于各种原因，常将真实的意思和担忧隐藏在言语之下。医生能够察觉这些线索非常重要。潜在的线索包括：患者看上去答非所问的回应；奇怪的表达；显得犹豫；沉默；停止目光交流，或在访谈结束时，提到"另外……"。如果医生察觉到这些线索，可以使用的探索方式包括：反馈医生的观察："我发现你刚才好像有些犹豫，是有什么想说的吗？""当我问您……的时候，您提到……，我不是很理解，您愿意多说说吗？"患者在访谈最后才提出的问题，往往对患者来说是重要而有压力的，不要忽视。可以根据你对问题紧急程度的判断和时间安排来决定是现在谈、还是安排在下一次访谈中进行。

> **示例：**
>
> 医生：到目前为止，您对这些症状是怎么看的？
>
> 患者：我还是不放心，总觉得心脏还有问题没查出来……
>
> 医生：（停顿和等待之后）比如什么样的问题？
>
> 患者：……（有些犹豫）我也不知道
>
> 医生：我看到您有些犹豫，也许您可以试着说一说。
>
> 患者：我担心心脏的血管有问题，因为，我父亲 4 个月前突然去世了，医生说是心脏冠脉的问题造成的。我查了查，这是会遗传的，我就开始担心自己的心脏。

在询问患者个人史、家族史时，使用开放式问题，或由此过渡至询问患者的生活背景信息，会帮助我们更多地了解患者，如："谈谈您的家人""愿意说说母亲是什么样的人吗？"。在此过程中，患者可能会自发地把生活背景与疾病关联起来，也会谈到他们认为与疾病有关的人际关系或压力问题。这时需要对患者的感受给予适当的反馈和共情。例如："的确不容易。""我想，无论谁面对这样的情况都会很为难"。

总的来说，了解患者的沟通需要更加熟练掌握以患者为中心的实践技能，可以融合于询问病史的过程中完成。医生应保持对这部分内容的好奇和关注，并对患者的感受给予积极的回应。

综上所述，我们在采集病史的过程中，需要收集的内容包括生物因素（关于疾病）、心理因素（患者的患病观念与行为）和社会因素（患者的生活和社会背景），同时通过言语和非言语沟通建立医患关系。

四、标准化案例

心慌、出汗的糖尿病患者

对医生的提示：

场景：门诊诊室

马女士是一个 35 岁的职员，她在北京牛街（北京市的一个回民聚居区）街道办事处工作。这是她第一次来到你的诊室，她抱怨自己近期常常心慌、出汗。

任务：运用在此任务中学习的沟通技能，采集完整的病史。

对患者的提示：（马女士，回族）

对患者的提示：你是一个 35 岁的职员，生长在北京，在北京牛街（北京市的一个回民聚居区）街道办事处工作。你第一次来看医生，和医生说你最近常常心慌、出汗。

现病史：你的身体状况一直很好，直到 3 个星期前，你开始出汗、心跳加速，而且身体虚弱。特别是在下午，症状尤其明显，但仍然可以工作。你从来没有过这方面的问题。在 10 个月之前，你被检查出糖尿病，早晨要注射 20 个单位的胰岛素，傍晚注射 10 个单位。你也在服用降血糖药物。你有时在早晨测血糖，结果都在 8mol/L 到 15mol/L 之间。（正常值在 8mol/L 以下）。

既往病史：你有 6 年的高血压病史，每天服用 25 毫克的双氢克尿噻。

家庭病史：你的母亲有糖尿病，你的父亲有高血压。

幕后安排：（只有当医生问患者"还有什么别的？"时候，或者当医生探究患者对疾病的反应时，再叙述下面的话）：伊斯兰教的斋月是 3 个星期前开始的。你是穆斯林，在此期间白天不吃食物。你不是很懂得什么是糖尿病（我的糖分很高？）或者胰岛素是怎么起作用的（可以让一切正常，我不用很频繁地小便）。你认为你应多吃食物，可以让胰岛素和降血糖的药物发挥作用，所以你一直都在傍晚的时候吃很多食物（但是在白天什么也不吃）。你因为糖尿病而感到沮丧，也对自己的信仰很敏感。如果医生只是告诉你每天三顿饭，而不告诉你为什么中午不能不吃饭，你会不太情愿接受他的意见，而且非常困惑。

开场白："医生，我最近经常出现心慌、出汗……我实在不理解为什么，我现在食量是平时的 2 倍。我以前从来没有这样的情况。"

五、访谈的技能检查表

访谈的检查表见表 2.2.1。

表 2.2.1　访谈的技能检查表

访谈的技能检查表	记录
早期	
1.1 **开场白**—自我介绍，问候	

续　表

访谈的技能检查表	记录
1.2 目标和时间框架	
中期	
2. 主诉、疾病发展 是什么让你今天到这里来的？时间、地点、影响因素。过去曾有过类似的不舒服吗？其他严重疾病吗？前期治疗，哪些是有帮助的？影响日常生活吗？还有什么症状？酒精、药物、习惯、运动、营养情况。	
3. 目前的生活 背景/家庭关系—家人有严重的疾病吗？目前的生活状况。你生病时或生病前生活里发生了什么？	
4. 个人成长史、既往关系、压力、应对 谈谈你早年的生活，请描述一下你和家人的关系？当你生病时你会怎么做？谁会帮助你？	
5. 患者自己对疾病和治疗的观点 你怎么看你的不舒服？你认为会发生什么？	
后期	
6. 总结和正性反馈 今天我们谈了……，您能重复一下自己的理解吗？谢谢！	
7. 给出进一步计划 我建议……接下来我们将要……	

参 考 文 献

1. Blatt B C，殷大奎. 医患沟通［M］. 北京：人民卫生出版社，2006.
2. 魏镜，史丽丽. 综合医院精神卫生通用技能［M］. 中华医学电子音像出版社，2018.
3. Peter Washer. 临床医患沟通艺术［M］. 王岳译. 北京：北京大学医学出版社，2016.
4. Lloyd M、Bor R. 医学沟通技能. 钟照华译. 北京：北京大学医学出版社，2013.
5. Beckman HB, Frankel RM. The effect of physician behavior on the collection of data［J］. Annals of Internal Medicine，1984，101（5），692.
6. 曹锦亚，魏镜，Fritzsche K. 医学活动中患者的羞耻感及对其超越的可能性［J］. 医学与哲学，2016，37（10）：75-77.
7. 史丽丽，熊娜娜，朱丽明，等. 综合医院门诊多躯体症状患者的患病观念和医患关系特点［J］. 协和医学杂志，2016，7（1）：23-27.
8. 李涛，洪霞，熊娜娜，等. 北京协和医院门诊多躯体症状患者的疾病归因特点［J］. 中国医学科学院学报，2017，39（3）：358-364.

第二节　体格检查过程

医生在体格检查中通过视触叩听，发现患者的异常体征，结合其症状等医学信息，对疾病及其严重程度做出医学判断。这是医患互动区别于一般性社交互动形式的典型代表。医生与患者的沟通从一般性的社交内容和形式中部分分离出来，将患者的身体作为具体的工作对象。人体包含的自然属性和社会属性被解构，从而实现部分情绪反应的压抑，使得患者能够配合医生展露自己的身体，而医生能够专注于疾病相关的科学判断中。医生和患者在实践医学的科学属性的过程中，双方通过理智化的方式共同实现了对患者的部分"去人性化"。潜在的冲突是双方在无意识中对"去人性化"的实施和接受程度的差异。医生如果意识到上述冲突的可能性，便可以在理智化行为的同时，不忽视患者仍存在的被"人性化"对待的需求，并予以积极回应。在这个过程中，仍存留对"人"的关怀，这将对医患关系产生积极影响。

与采集病史相比，体格检查时，医生和患者的言语沟通成分减少，非言语沟通的重要性进一步凸显。医生的举手投足关乎患者的切身体验，也对医患关系产生着微妙的影响。温暖的双手、被捂热的听诊器会让患者倍感亲切；粗暴的手法会让患者失去对医生的信任。

同时，必要的言语沟通也很重要。我们自己在接受体格检查时也会觉得紧张，不知道医生接下来准备做什么、需要我们怎样配合。我们也会担心伴随而来的不适感，甚至会不由自主说出一些我们担心的状况。这时候，你会希望给你做检查的医生怎么回应呢？他们温和清晰的说明、简洁积极的反馈会不会让你感到更加舒适和放松一些？

所以，在体格检查的过程中，我们需要训练有素的非言语和言语沟通技能，来帮助患者获得更好的就医感受，也帮助我们建立相互信任的医患关系。

过程及相应的技术要点如下：

（一）体格检查前

- 告知查体及需要患者完成的准备，并征得患者的同意；

> 医生："接下来，请转身，背对我坐下，我需要对您的颈部进行简单的检查，这是为了检查甲状腺。"

- 准备好所需工具；
- 保持严谨及职业化的态度，即便初步判断患者的症状很可能不是器质性的，仍应认真检查，不可敷衍。

（二）体格检查中

- 遵循体格检查的原则，使用规范的手法；
- 使用简单易懂的方式解释要做的检查及需要患者如何配合；

> 医生（将手放到患者颈部相应位置后）：请咽口水。
> 医生（待患者完成一次后）：请再咽一次。

- 需要患者摆出特殊体位时给予协助；
- 预告可能出现的不适及对策；

> 医生：我按这里时，会痛，我不会太用力，请坚持一会儿。

- 观察患者的表情，身体紧张度，询问感受，给予必要的安慰和鼓励；

> 医生：有些紧张是吗？
> 患者：是的，上次做这个检查时很不舒服。
> 医生：这样啊，这次我会尽量轻一些慢一些，你觉得不舒服时，可以试着做深呼吸。

- 尽量保障患者的**舒适**度：温暖的手及工具，置入辅助器械时充分润滑，轻柔操作，只做必要的暴露，并及时遮盖露出的隐私部位。

（三）体格检查后

1. 及时告知检查结束，给予**简洁的反馈**

> 医生：好的，可以了。整个甲状腺稍偏大一些，可以做 B 超和抽血化验来进一步了解甲状腺的情况

2. 辅助患者恢复正常体位

参 考 文 献

1. 殷大奎，Blatt BC. 医患沟通［M］. 北京：人民卫生出版社，2006.
2. 曹锦亚，魏镜. 医学活动中的去人性化［J］. 协和医学杂志，2015（3）：216-220.

第三节　解释病情过程

解释病情是临床医生最多遇到的工作，常常也是最为擅长的工作。基于多年的医学教育、专业经验，医生对疾病的病因、病理、临床表现、治疗、预后等信息应当都是了然于心，如数家珍。如何将这些信息有效传递给患者，并为后续治疗做好铺垫？

首先要引入患病观念（illness perception）。患病观念是患者对其疾病的有组织的认知想象或者信念。患病观念是患者行为的重要决定因素，与治疗依从性、功能恢复等重要结局均有相关性。患者构建起患病观念常有着稳定的模式。患病观念通常包括：①是什么病？即病名和疾病症状是什么；②为什么生病；③会有什么后果？另外，患病观念也包括疾病对自己和家人意味着什么、自己能做些什么等观念。有两个重要的事实：①患者对疾病的观念和给其治疗的医生对同一个疾病的观念常常并不一致；②相同疾病的患者对疾病的观念可能有很大的差异。

　　所以，在以患者为中心的医疗中，解释病情不只是对某个疾病的讲解，临床情境也从来不是一个能够简单抽离于患者人格、生活史和现实状况的疾病。医生面对的是人，不是一组症状或者器官。患者的经历、体验、生活目标形成了理解和治疗疾病的背景。医生应先以患者这个人为背景去诠释患病对患者的意义，继而以与患者聚焦的对话去解释疾病相关的医学信息，在此基础上才有可能去和患者进行协商的共同决策。

一、解释病情的常见问题

　　1. 医患双方以不同的方式看待疾病

　　对疾病的解释必然涉及对病因的解释，必然涉及对因果关系的理解。基于不同的文化、教育背景，不同人对同一个现象的因果关系理解可以有非常大的差异。例如，对于胃溃疡，医生认为幽门螺杆菌感染是消化性溃疡的主要原因，但患者的看法可能是胃酸过多、饮食不规律、压力过大等所致。可以想象，如果医生给予患者抗生素治疗，患者不会服用。又如，如果某名患者被诊断为抑郁，医生对病因的看法可能是生物–心理–社会因素综合作用，而患者的看法可能是工作和人际关系压力过大。此时，如医生给予患者抗抑郁药物治疗，患者也很可能不会服用。

　　2. 医患不聚焦

　　在家长制医患关系中，医生会过多地谈论治疗，而患者想知道关于诊断、病因和预后方面的信息。医生和患者不聚焦。可以想象，对自主性要求比较高的患者，在对病因并不理解的情况下，对治疗的依从性不会高。

　　3. 医生没有解释清楚

　　"难者不会，会者不难"。

　　医生经过数年、十数年、数十年的学习、培训、经验，对复杂的临床疾病能够有良好的科学理解。但对普通的患者而言，要听懂那么多的医学术语，并且在科学层面理解疾病的病因学、治疗学等信息并非易事。于是，在具体的解释过程中就容易出现一个偏差，医生觉得自己已经花了很长时间讲得很清楚了，而实际上给的时间并不足。

　　基于医学的专业性，不可避免需要用到术语。但如果医生不对术语进行解释就默认患者了解术语的含义，就会导致患者没有理解医生提供的信息甚至错误地理解信息。例如，对于"窦性心律"这个术语，大部分患者并不理解是什么意思；再如，很多患者并不理解"心动过速"的临床意义，可能将正常的临床现象理解为严重的临床疾病。

　　4. 患者情绪化反应影响了倾听

　　重大疾病诊断对任何人而言都是一个重大心理应激。当听到疾病的诊断，尤其是重大疾病的诊断时，患者及其家属都可能会出现强烈的心理应激反应，如头脑空白、悲伤、愤怒、质疑等等，对医生的解释根本没有听进去。

二、解释病情的沟通技术要点

　　医生需要在以患者为中心的框架下了解患者希望哪些方面的信息；与患者聚焦，之后在交谈过程中需要充分准备的时间；先了解患者的解释框架，评价患者的出发点；尽量用患者听得懂的语言给患者作临床解释；关注患者的情绪反应，尤其是在告知重大疾病诊断时需要允许患者有处理情绪的时间；在解释后还需核实患者是否真的理解了医生提供的信息。

1. 解释前

评价患者的出发点

海德格尔提出，人类的理解在本质上是诠释性质的。当患者来到医生的诊室时，一定已经对自身体验做了"诠释"。需要诠释的对象是各种不适感，例如疼痛、恶心、腹胀、乏力等，可能伴有一些体征变化，例如肿块、皮疹等。这些与日常生活脱节且导致不适的状况必然会引起人的关注和思考，引出一系列的问题，"怎么了，有问题吗""不对，是有问题，是不是大问题""什么问题，什么原因""会不会变好，怎么还没变好""怎么办""去不去医院"。患者对这些问题的回答必然会包括其生活水平的叙事背景，例如"昨天有人跟我说脸色不对，我自己没觉得不舒服，也没当回事，我这身体一向还行，也没觉得不舒服，就觉得应该不是大问题，可能是最近工作太累了"。患者还没有讲完自己的故事，才刚刚开了头而已。

显然，这是与医生们关心的临床框架是不一样的，医生想要抓住的是症状、体征、诱因、加重因素等对疾病进行医学解读所需要的信息。

但医生需要知道：患者诠释和叙事的过程，也是将突出于日常生活之外的体验整合到其生活历史的过程。此时，对患者而言，可能他此前已经完全完成了对不适的诠释，只是目前还没有对医生讲完；但也很可能他在诊室中对医生讲述的过程中继续完成之前的诠释。如果困扰患者的问题只是一个简单的咳嗽流涕，那么患者完成对这个问题的诠释和叙事可能并不困难；而如果在重大疾病时，除了躯体不适，人的生活中也可能出现重大的"脱轨"——工作生活都可能发生很多不得已的变化。把这些变化整合进整个生命史是有困难的，对有些患者而言这个困难会持续存在。

所以，医生允许、倾听患者完成他的叙事，不仅是在采集病史，同时也是在帮助患者一起完成他的疾病叙述和诠释，帮助患者整合生病这个异常体验和事件。显然，这对在就诊前尚未完成疾病叙事的患者是具有疗愈意义的。完成了这个叙事，患者才能真正负责任地回答"怎么办"这个问题。

对那些带着困难问题来就诊的患者，应首先倾听患者完成对疾病的叙述。即便医生觉得已经对患者的苦恼有了足够了解、应该将话题转到生物医学层面，也应该以总结已了解的信息、充分共情、提出建议的方式进行，例如"对不起，可能我得先打断您，您刚才说的生病经历我已经听进去了，我也理解您的痛苦体验了，您可能还有想说的，但有些具体的问题我需要先从您这里澄清，这之后您还可以再补充，可以吗?"

患者对疾病的理解可能有正确的部分，也可能有错误的部分。医生了解了患者的理解之后，一则可以减少不必要的重复解释，二则在了解患者的理解水平和方式后，可以以适合患者的个性化方式传递信息，三则在认可患者某些方面正确的基础上提出其理解"不全面"之处更加容易让人接受，如帕斯卡所说"我们必须关注他的视角……承认他在那方面正确……没有人会因为自己看得不全面而受到冒犯，但人不喜欢被指出错误"。如患者有中医或者西医的倾向差异，或有环境因素、先天因素或者生活方式因素等疾病归因差异，则完全可以在认可患者现有解释模型的基础上适当扩展。

> **案例示例：**
>
> 患者高某，男，45 岁，考古学教授。发现血压升高两年，最近 1 周前体检血压 160/100mmHg，眼科检查有眼底血管病变。患者一直未服药，此次应妻子要求来诊。

评价患者出发点：

> 医生：高先生，您好，您这次来门诊，我能帮您什么？
>
> 患者：倒也没什么，我感觉还好，是我妻子不放心，非让我来看医生。（患者主动求助动机低，就更需要评价患者对疾病的理解。）
>
> 医生：是吗，那么您的妻子是对您的健康状况怎么不放心了呢？
>
> 患者：是这样，她总担心我的血压会有问题，她父亲和她叔叔都有脑血管病……，但是我一点事儿也没有。
>
> 医生：哦，您妻子对心血管方面会担心比较多。那您愿意具体说说您的血压怎么样嘛？
>
> 患者：我啊，上周测血压 160/100 吧……（医生间断补充提问）……平时确实也高 150/100，但是我平时太忙了，也不怎么测。最重要的是，我没有任何不舒服，身体精力也不错，别人说血压高的人会头晕、运动不舒服，但我什么事也没有……我是考古的，平时到处走，有时还去高原，野外作业不少，没有任何问题。（初步了解患者平时的工作、生活、情绪、精力状况，并发现患者的一个疾病信念是"没有不舒服就是没事儿"）
>
> 医生：哦，这样，您身体感受确实不错，工作生活精力也很充沛。但我听到您说的血压情况，我也会有些不放心。但您能先说说您对高血压的了解吗？
>
> 患者：嗯，高血压，就是血压高于正常人，血压高，我想象是不是就是跟水管子里水压高一样……（医生间断补充提问）……那压力高冲击血管，可能会有头晕什么的不舒服吧，特别高可能会把血管冲破了，就脑出血了吧？（初步了解患者对高血压的看法，有合理部分，有不完全合理部分，还有不全面部分）

2. 解释中

在对患者个人的整体患病体验和患者对疾病的理解有了较充分的了解之后，医生应该能够判断出患者目前对疾病的理解是否合理。如果不合理，这背后的原因可能有哪些？可能是患者此前缺乏相应的医学知识，自己作了错误的解读，例如"子宫肌瘤是瘤，是瘤就会转移"；可能是患者之前的知识来源有问题，例如"网上说""邻居说"；但患者的心理因素也经常是会对患者的认知产生影响，例如焦虑情绪下会对症状和疾病有过度担心，例如否认（denial）、回避（avoidance）的心理防御机制下患者会无意识或有意识躲避与疾病有关的不愉快想法。所以解释要适应患者的知识水平和心理水平。

慎用专业术语

在知识水平上，医生应使用患者能够理解的语言。如果患者医学知识了解不多，应尽量减少术语使用；如果使用术语，一定要解释清楚其意义。即便患者在交流中使用的医学术语较多，也不能默认患者完全理解这些术语：有些患者病史长、听过的医学术语和医学理论多，但可能对这些术语和理论并不真正理解，在解释的过程中应不断与患者澄清、核实是否真正理解了医生的解释。

> **案例示例：**
> 此例患者为高级知识分子，但医生不能默认患者对医学术语、医学知识也有充分了解。在使用时仍应慎重。例如可能需要对患者解释高血压眼底病变，但如果直接对患者抛出"您已经有眼底病变了，已经是高血压高危了"，患者可能对"眼底病变""高危"都不能理解。

运用主题或组块、核对

在解释过程中，应尽量分主题解释，例如"病因是什么""应关注哪些症状""可能有什么器官受累""怎么治疗""疾病预后如何"等话题应逐个解释，并核实患者是否理解、是否有疑问。这是学习规律所决定的，人的知识是模块化逐渐构建的。有时对疾病的解释需要分多次在不同的时间里完成。在一次访谈末尾，应让患者再次总结反馈其所了解到的信息。

> **案例示例：**
> 医生可能需要对患者就高血压的定义、临床表现、靶器官损害甚至流行病学、病理生理机制等信息分组块对患者解释。

共情

在心理水平上，首先应对患者的心理水平有适当的判断。不能默认患者有理性、成熟的应对状态。在面对疾病应激尤其是重大疾病应激时，人的内心状态肯定会受到影响。例如对疾病过度解读而感觉不安、低落，因对生病愤怒、挫折转而表达为对周围人、对医生的指责、抱怨，又如否认、回避的心理防御机制下对疾病视而不见，又或者幻想的心理防御机制下而抱有不合理的期待，如要求医生"药到病除"。此时，医生很容易产生反移情，尤其是面对愤怒、被动、过分苛求的患者，医生很可能变得愤怒、急躁、感到被挑战而去挑战患者。医生对反移情的管理就尤为重要，在访谈的整个过程中应注意自己的情绪变化，对患者的情绪适当容纳，提醒自己患者的不合理情绪是针对疾病的心理变化，给予患者专业的、非威胁的反馈。

> **案例示例：**
> 此例患者对疾病的"否认"是明显的，虽然这一"否认"部分可能是由于患者对疾病的认知不充分、不全面带来的，但以患者的知识学习能力和信息社会中信息的普遍可获得性，患者显然在过去的两年时间内刻意未对高血压作更多的关注，对疾病是有"回避"的。医生需要同时在认知和情绪层面作出适当的回应。

医生：对，是的，您对高血压是有了解的。但还有些关于高血压的信息我觉得也是重要的，您愿意听我说说吗？

患者：当然可以。

医生：好的，有任何您需要讨论或者需要我解释的，您打断我就好了。第一个我想跟你交流的是高血压的定义。您说得对，就是血压高于常人。这个具体值也是有标准的，收缩压140，舒张压90……（患者可能对测量时间等提出讨论，医生一一回应）……；第二个是高血压对身体的影响。您刚才提到血压高会冲破血管，这是一个严重的临床危害；另外，血压高会对血管壁造成影响，造成血管硬化……（询问患者是否能理解，视患者水平打比方帮助患者理解）……，所以可能带来各个靶器官的损害，例如……，其中眼底血管病变也是高血压对血管的影响之一。您上周的眼科检查结果"AV交叉处中度动静脉压陷"，就属于高血压的眼底病变……

患者打断医生：医生，我打断您一会儿。我的高血压有您说的这么厉害吗？我怎么听很多人说他们血压也高，也不吃药，也没什么事。有的还说吃药越来越控制不住，对药物依赖了，有的还吃出各种问题来。（患者不再跟随医生，提示患者可能有其关注内容，也可能提示患者对目前内容"回避"）

医生：哈哈，高先生，好的，我很愿意您提出问题来我们讨论。看来您对高血压也是关注的。您刚才的问题有关于您的高血压在临床上到底有多重，还有不少问题是关于治疗，不吃药是不是也可以，吃药是不是反而不好。我的想法是我们可以逐一来说。但是，我想先了解一下，我刚才说的哪些部分让您觉得有压力，让您听不进去？

患者：嗯，医生，您讲到各种危害是让我挺有压力的。我越听越觉得自己是个患者了，而且病得挺严重的。您说到眼底病变，我就想这是不是要瞎的意思。我听说过糖尿病会瞎。我还想到，您这么往严重了说，我是不是要住院？那我下周的工作怎么办？

医生：我理解，对身体健康的担心是每个人本能就会有的。我确实讲得太快了，没注意到给您带来的压力感。……也许咱们先暂停会儿，您放松几分钟，我们再聊？或者您也可以请您妻子进来陪您一起听？或者咱们再约个时间明天再继续？

患者：嗯，没事儿，我只是需要时间稍微缓一缓，现在已经好多了。您可以继续。

医生：好的，那我们刚才提到了高血压的诊断、可能的临床影响。不知您接受了多少？

患者：我符合高血压诊断，并且眼底血管受影响了。

医生：是的，我们可以继续吗？……从临床诊断的角度出发，还需要做一些检查，排除继发性高血压……

提供诊断、病因、预后信息

如前所述，医生倾向于关注解释疾病治疗相关信息，而患者很可能还想了解诊断、病因、预后等信息。在交谈之初就应了解患者希望知晓的信息。如果患者对交谈没有清晰明确的期待，医生应有意识地询问患者是否希望对诊断、病因、预后等信息有更多了解。

> **案例示例：**
> 　　医生：关于高血压的其他信息，您还有希望讨论的吗，比方说病因、以后会怎么样？
> 　　患者：……

强调重点信息

对患者而言，一次交谈的信息很可能过大，因而在交谈过程中应向患者说明需要重点理解和记忆的信息。

> 　　医生：是的，您已了解了高血压对血管以及身体各个器官的损害是非常大的，这也是我们为什么一再强调高血压的治疗。您应在还没有出现不舒服时就控制高血压对血管的损害，而不是在产生了靶器官的损害之后才去治疗。
> 　　患者：……

3. 解释后

总结

在解释完成后，再简要回顾重点信息，对交谈的重要内容作出总结。

> **案例示例：**
> 　　医生：现在我再总结一下刚才谈到的对高血压的诊断、评估以及高血压的危害的影响……

核实患者理解

医生完成解释后，如果患者没有提出疑问，这不等于患者完全理解了医生所要传递的信息。因而，在完成解释工作后还需要核实患者的理解，如"请您用自己的话复述一下我们今天的谈话内容""说说您现在对疾病的了解"。

> **案例示例：**
> 　　医生：您能再复述一下您了解到的信息吗？
> 　　患者：……

明确不同认识

即使经过充分的解释，患者对诊断、治疗等的看法仍可能与医生不同，对此需要呈现和明确。

三、解释医学问题的技能检查表

解释医学问题的技能检查表见表 2.2.2。

表 2.2.2　解释医学问题的技能检查表

解释医学问题的技能检查表	记录
解释前	
1. 评价患者的**出发点** "关于这个疾病你都知道哪些信息?" "关于这个疾病你还想知道哪些信息?"	
2. 评价患者的**解释模型** "你认为是什么原因导致疾病的发生?"	
解释中	
3. **组块**（用多个小的信息单位来解释）和**核对** 在解释过程中问患者:"我解释清楚了吗?"	
4. 避免使用**医学专业术语**	
5. 提供**诊断**,**病因**和**预后**的相关信息	
6. **标志性词语** "有三点信息很重要,需要您了解……"	
7. 回应患者的**非言语暗示**:患者有问题或是想了解更多信息 例如,情绪的表达、面部表情:	
8. **总结**	
9. 给患者机会提问**其他问题**	
10. 就医患双方对病因的不同理解**进行商谈**	
解释后	
11. **核实患者的理解:** "请你用自己的话告诉我,通过这次讨论你知道了哪些重要信息?"	

参 考 文 献

1. 殷大奎,Benjamin CB,主编. 医患沟通[M]. 北京:人民卫生出版社,2006.

2. 孙绍邦,Beverly A,张玉,等,主编. 医患沟通概论[M]. 北京:人民卫生出版社,2006.

3. Devcich, et al. The role of illness perceptions in patients with medical conditions[J]. Current Opinion in Psychiatry, 2007, 20 (2):163-167.

4. 魏镜,史丽丽主编. 综合医院精神卫生通用技能[M]. 北京:中华医学电子音像出版社,2018.

第四节　协商治疗计划过程

解释问题的目的是导向临床治疗。在以患者为中心的医患关系中医生在关注患者体验、了解患者价值观的基础上与患者共同决策临床治疗。这与家长制医患关系中医生决定、患者服从是非常不一样的。但不是每个患者都愿意承担对自己的医疗责任，更希望由医生去替自己作出决定。

美国医学研究所（Institute of Medicine，IOM）对患者为中心的医疗的定义为"尊重个体患者的情绪、需要和价值观，并对之作出反应"，保证"患者的价值观指导所有的临床决策"。协商治疗就是了解患者的倾向、需求、价值观，有意识地提供治疗备选方案，协商一致。协商治疗的核心理念是尊重每个患者的自主性，临床意义是提高每个患者为自己承担责任的能动性，提高患者满意度和治疗依从性。

一、患者的依从性问题

大量研究表明，依从性差是影响公众健康的一个主要问题。例如，在一项研究中，Buckalew 和 Sallis 在 1986 年对美国和英国的 7.5 亿张新处方进行了跟踪调查。他们发现 2.4 亿处方患者未曾服用，2.4 亿处方患者部分服用，2.7 亿处方患者是依照医嘱服用的。换言之，不遵医嘱发生在近三分之二的处方中。

治疗不依从的常见原因有：

1. 医患关系不良

患者的就诊体验不良，对医生的医术、医德不信任，可能出门就把处方撕了。即使勉强说服自己"治治看"，在未来显然会很容易动摇。这个困难可能来自于医生，即医生确实在接诊的软实力和硬实力上需要改进；也可能来自于患者，即患者对医生挑剔、普遍信任度低。巴林特小组是一个聚焦于医患关系的专业工作方法，对医生了解困难的医患关系有很大帮助，请参考"巴林特工作"相关章节。

2. 患者对治疗不理解

由于上一节的解释工作不到位，患者对医生的治疗信息不明白、不理解时，对治疗的内心确信感和掌握感就会很低，很可能犹犹豫豫、松松垮垮；遇到副作用或者改善不如期待时，也很容易对医生和治疗产生怀疑，不再依从治疗。

3. 患者对疾病有不同的认识

每个人都对自己的躯体状况有自己的理解，当这个理解与医生的理解一致时，显然治疗依从性会更高，而不一致时，则可能就道不同难以为谋了。这个困难来自于医生的解释不到位，医生忽视了患者的认识。也可能来自于患者的固执、以偏概全。对此，重要的是明确与患者的不同认识，针对不同认识寻求解决办法，如完成更多检查去验证、确证，如寻求其他医生的医学意见，在求同存异的基础上协商能够一致的下一步处理。

4. 患者的心理反应

对重大疾病的失控感、无望感，对慢性疾病的挫折感、自怨自艾，都可能使患者产生消极被动的反应，不能很好依从治疗。对这些患者需要保持共情，帮助患者发掘支持系统中的各种资源。动机访谈是更具体的促动患者治疗动机的一个专业方法，请参考"动机访谈"相关章节。

二、协商治疗方案的技术要点

1. 制定前：评价患者的出发点

这一工作与前一节中评价患者对疾病的理解是完全一致的。先了解患者对治疗的现有了解——"你认为有哪些可行的检查和治疗？"；在此基础上，更有针对性地以适合患者理解水平的方式提供更多信息。

> **案例示例：**
>
> 医生：高先生，诊断的部分我觉得应该我们已经一致了。您高血压诊断明确，并且目前临床危险分层应该是高危了。所以我想我们接下来谈一谈下一步怎么办。关于治疗您有什么想法？
>
> 患者：我还真没认真了解过，都是听别人说如何如何。我愿意听医生您说说吧，我比较关心的话题有这么几个：一，是不是非得吃药，有没有什么非药物的方法也能管用的；二，如果吃药，安不安全，会不会有依赖性，有人说会越吃量越大，越吃血压越难控制。当然，只是听有人说，我当然相信医生的权威说法。……

2. 制定中：清楚说明，提供治疗的备选方案

同样，以患者能理解的语言、模块化地解释治疗方案，并向患者核实是否理解。

重要的是，在协商治疗中，不是由医生决定什么样的治疗对患者最为合适，而是由患者去决定。患者的倾向、需要、价值观指导临床决策。因而，医生需要注意向患者提供治疗的备选方案，包括不采取措施（继续观察）。如果只有一套合理的备选方案，应向患者解释清楚。这已经是法律要求。

> **侵权责任法**
>
> 第五十五条
>
> 医务人员在诊疗活动中应当向患者说明病情和医疗措施。需要实施手术、特殊检查、特殊治疗的，医务人员应当及时向患者说明医疗风险、**替代医疗方案**等情况，并取得其书面同意；不宜向患者说明的，应当向患者的近亲属说明，并取得其书面同意。医务人员未尽到前款义务，造成患者损害的，医疗机构应当承担赔偿责任。

案例示例：

> 医生：好的，同样的，您可以随时打断我。第一个问题，对高血压的治疗确实非药物和药物治疗都很重要，非药物治疗里面包括各种健康生活习惯，例如运动、低盐饮食……，药物治疗包括多种机制的降血压的药物，……

3. 制定中：推荐治疗方案

但医生毕竟有着更专业的医学知识，应指出医生个人推荐的治疗方案。但这应该是建议性的，而非指令性的。

> 医生：按您的血压状况和危险分层，临床建议还是比较明确的，应该尽快控制血压，减少对血管和靶器官的损害。所以推荐您药物治疗，药物治疗的方案……

4. 制定中：备选方案中给患者选择权

可以询问患者"这些治疗方案中你比较倾向于哪种？"

> 医生：您现在对治疗有什么考虑？
>
> 患者：嗯，您说的两种药一起用我会有些担心。会不会副作用多？会不会血压降得太厉害反而也有问题？要不先用一种药试试？我会同时加强饮食调节和运动。我这些方面之前也做得很不够。您看行不行？

5. 制定中：协商一个双方都接受的方案

可能患者的决策不是医生认为最佳的医学决策。医生可以询问患者的决策考虑，在适当共情的基础上提出自己的建议，尽量协商一个双方都可接受的方案。

> 医生：我非常同意您在运动和饮食调节方面做更多努力。虽然我对您单一药物治疗觉得可能是治疗不足，但我尊重您的决定。我们对您的血压状况保持关注，您可以继续来随诊，我们到时根据血压状况再调整，好吗？

6. 制定中：明确障碍

有些患者的治疗不能依从在于具体治疗过程中的一些困难，例如可能是因为距离远、工作忙、挂号困难等不能及时复诊，也可能因为是花费问题。应注意询问患者"回到家，在实施这个治疗方案的过程中，你估计会遇到什么问题？"，患者针对这些障碍有越清晰的认识和计划，就越能保证治疗依从性。

> 医生：您预期未来治疗过程中再来就诊会有什么困难吗？
>
> 患者：……

7. 制定后：总结，告知紧急就医途径，安排随访

　　最终，让患者再总结一下重要信息和双方共识，"为确保一切都清楚了，你能总结一下你该做些什么吗？我也总结一下我该做的。"并告知患者出现紧急情况时能获得医疗护理的途径，安排随访。

> 医生：最后，我们再确认一下未来一周的治疗……如果您有任何不适，您可以随时到我们医院的急诊就诊，我的门诊时间是……，您也可以过来找我……
>
> 患者：好的，谢谢医生。

三、协商治疗方案的技能检查表

　　协商治疗方案的技能检查表见表 2.2.3。

表 2.2.3　协商治疗方案的技能检查表

协商双方同意的治疗方案所需技能检测表	记录
协商前	
1. 评价患者的出发点 "你认为有哪些可行的检查和治疗？"	
协商中	
2. 提供治疗的**备选方案** 包括不采取措施（继续观察） 如果只有一套合理的备选方案，向患者解释清楚	
3. 指出**医生个人推荐的治疗方案**，应该是建议性的，而非指令性的。	
4. 弄清**患者倾向的治疗方案**	
5. **协商**一个双方都接受的治疗方案	
6. **明确困难** "回到家，在实施这个治疗方案的过程中，你估计你会遇到什么问题？"	
协商后	
7. **达成协议** "为确保一切都清楚了，你能总结一下你该做些什么吗？我也总结一下我所应该做的。"	
8. 建立一个**安全网** "如果出现胸痛，请立刻给我打电话（必须向患者提供出现紧急情况时能获得医疗护理的途径）"	
9. **安排随访**	

四、解释病情及协商治疗的标准化案例

对患者的提示：方女士

患者的情况：你是一个 49 岁的溃疡性结肠炎患者，今天来是为了讨论在一周之前做的结肠镜检查的结果。

现病史：你患有溃疡性结肠炎已经 25 年了，1 周前做了结肠镜复查。很多年来，医生一直建议你做这个检查，因为这一疾病伴有较高的结肠癌发病率。你在 1 年前搬到北京，所以这次是第三次与这个医生见面。（最初的见面以及以后的结肠镜检查）

你的疾病是在 25 年前因为腹泻、脓血便、体重降低经过检查诊断的。间断使用美沙拉嗪治疗，症状可以缓解，但有时会反复。近半年间断腹泻，有时带有脓血。

社会历史/背景：你是一个家庭护理员，为了更好地照顾年迈的父亲，你来到北京和父亲一起居住。（你的父亲 83 岁高龄，并且患有充血性心力衰竭）。你的母亲因为肺气肿而去世。你和丈夫离婚，有个女儿，在四川工作，是一个剧院的设计师。

既往病史：没有其他重大疾病。

家族病史：有一姨母患有溃疡性结肠炎——后因为结肠癌去世。

你现在来到诊室和医生讨论检查结果：你无法理解为什么你一直在治疗溃疡性结肠炎，现在却出现活检提示癌变，你也无法理解为什么术后一定要在腹部造瘘。

对医生的提示：

场景：消化科诊室。

方女士是一位溃疡性结肠炎病患者，她今天来是为了讨论在一周之前做的结肠镜检查结果。结肠镜显示：全结直肠（盲肠、升结肠、横结肠、降结肠、乙状结肠和直肠）弥漫充血水肿、多发息肉样增生；盲肠活检病理检查提示有癌变……。

患者已经就诊 2 次（常规就诊，一次结肠镜检查）。因为活检结果异常，你认为患者需要做全结肠切除手术，因为直肠病变较重，患者需要空肠造瘘术，并且余生都需要在腹部造瘘口接粪袋。

你的任务：①解释问题；②达成一致治疗意见。

解释：炎症性肠病包括克罗恩病（过去称"克隆病"）和溃疡性结肠炎。克罗恩病多为小肠节段性病变，癌变率不高，一般因为肠瘘、梗阻、出血等而行手术治疗，手术多为病变肠段切除后端端吻合，极少需要全结肠切除、空肠造瘘；而溃疡性结肠炎主要弥漫病变，从直肠开始，可以累及全结肠，小肠受累较少。当全结肠病变严重、内科治疗无效、发现癌变时需要考虑手术；癌变通常发生在病程在 10 年以上，随着病程延长癌变概率增加，建议定期结肠镜检查并随机取活检，一旦出现癌变建议手术；手术多采取全结肠切除，空肠造瘘。

参 考 文 献

1. 殷大奎，Blatt BC，主编. 医患沟通［M］. 北京：人民卫生出版社，2006.

2. 孙绍邦，Dugan BA，张玉，等，主编. 医患沟通概论［M］. 北京：人民卫生出版社，2006.

3. Buckalew LW，Sallis RE. Patient compliance and medication perception［J］. Journal of Clinical Psychology，1986，42（1），49-53.

4. 魏镜，史丽丽主编. 综合医院精神卫生通用技能［M］. 北京：中华医学电子音像出版社，2018.

第三章　特殊临床情况的医患沟通技能

第一节　医学难以解释的症状

案例

　　患者，男，35岁。主诉：心悸、胸闷4个月。

　　患者4个月前工作繁忙，严重缺乏睡眠。有一次在酒桌上心跳突然加快，伴随胸闷，持续约1分钟。去急诊就诊，未发现明显异常。门诊行 Holter 示少量房性早搏，心脏彩超正常，医生告知无器质性心脏病。患者半信半疑，反复找各大医院心内科专家就诊，重复多次 Holter，查运动试验，并曾转诊到内分泌科，均无异常发现。常无故觉轻度心慌，有时伴胸闷感，休息能逐渐缓解。无其他不适，情绪不低，食欲睡眠正常，近1个月休病假。

一、何为医学难以解释的症状

　　"医学难以解释的症状"（medically unexplained symptoms，MUS）是临床各学科最常遇见的问题之一，常被医生们称为非特异症状、功能性症状、神经官能症等。其中既包括各种功能性疾病，又包括精神障碍中的躯体形式障碍。

　　术语 MUS 的含义是指未能用生物医学的病理结构改变和病理生理异常给予合理解释的躯体症状。这一名称是指一组现象而非一个疾病。出现症状的原因可以是躯体为主的，也可以是精神心理为主的，或者两者兼有。症状不一定是长期的、持续性的。根据这个含义，患者可以没有躯体疾病而罹患 MUS，也可以既有已经证实的躯体疾病又存在 MUS。这一概念可以被各科医生使用，将症状放在整个"人"的框架下理解，也强调了诊断和治疗需要多学科的协作。

　　临床工作中，患者描述的症状可变化多端，症状体验强烈，但客观检查没有异常。在医生眼里他们不该算是患者，本该带着"没病"的解释欢天喜地地离开，却常用各种不符合医学的疑问和要求质疑医生，甚至引起医患矛盾。而且这类患者辗转各科求诊，消耗大量医疗资源，效果却往往不满意，但他们又拒绝到精神或心理科就诊。

　　英国的资料显示，这些患者比一般患者就诊次数高50%，医疗花费高33%。有研究发现医生在处理此类患者时多表现出消极情绪，甚至比患者更容易感到受打击、无助或苛责，此研究中仅有 31% 的医生表示愿意接诊这类患者。医生评价这类患者的处置难度是一般患者的 4 倍。

　　国外资料显示，普通人群中躯体症状相关问题的患病率为 4%～10%；在初级医疗机构就诊的患者中有 10%～30% 存在该类症状；某些特殊躯体疾病专科门诊中这一比例高达 50%；女性所占比例更高。当躯体症状与情感障碍或其他精神科疾病（如抑郁、酒精依赖等）共病时，会增加其躯体症状的严重程度。中国已有的调查为普通人群符合躯体形式障碍诊断者约 6.92%；综合医院内科和神经科门诊约占 18.2%；综合医院住院患者中为 4.15%。

　　患者的临床表现体现在：

- 以躯体症状为主诉：往往是慢性、波动的身体不适感，体格检查及必要的实验室检查难以找到器质性病因；或者即使有一定的器质性因素或病理改变，但不足以解释这些症状。这并不意味着这些症状是患者"想象"出来的或者伪装出来的。它们真实存在，并且影响患者正常生活、工作的能力，影响生活质量。

　　情绪症状不突出，可能流露，也可能否认情绪问题。

- 异常患病行为：无法找到相应的病因令患者更加痛苦，不知如何应对这样的症状，反复就医，重复检查，在全面检查了所有起作用的因素，尽管医生提供了准确、合理、清晰的关于疾病性质的解释，且随后的处理过程合理，但个人对自己健康状态仍然保持一些适应不良的监测、评估和行为模式。如：反复要求不必要的检查；拒绝医生的解释等。

- 不良医患关系：患者往往辗转于各级综合医院，在各科反复就诊，病程长者病历资料极多（"厚病历"患者）。但很少能建立长期稳定的医患关系，有一个形象的描述为"逛医（doctor shopping）"，即像逛商店一样，到处浏览，只看不买。医生也很不愿意接诊这样的患者，或者有积极帮助患者的意愿但感到压力很大。

　　正常人也会出现心身相互作用的现象，如在心理应激下出现或轻或重的生理反应，如出汗、失眠、心悸、腹泻或麻木、疼痛等躯体症状。60%～80% 的健康人都经历过持续一周不明原因的躯体症状。但对于表现出明显躯体症状问题的患者来说，躯体症状已经固化成为生活的一部分，成为他应对情感冲突和压力的方式。这一问题的形成过程中有生物-心理-社会因素的复杂相互作用。Henningsen P. 等将各类生理及心理社会因素在 MUS 发生发展过程中作用和关系进行了总结（图 2.3.1）：

二、医患双方的困扰

（一）双方的认知差异

　　一般认为医学难以解释的症状是多因素影响的，这使得医患双方寻找病因和解释症状更为复杂，并且患者和医生对于症状的解读常常会有差异。例如：患者认为"没查出来就是不好的病"，而医生解释"没查出来就是没有病"。

　　例如：患者童年时期有过功能性的症状、父母健康状况差、父母对躯体症状过度关注

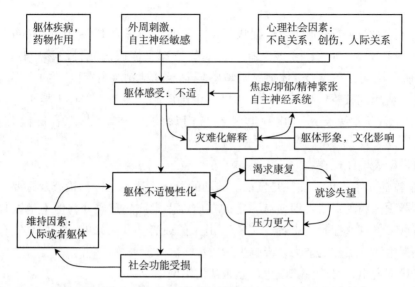

图 2.3.1 躯体症状的产生及演化。在躯体疾病等器质性因素、外周刺激、心理社会因素等综合作用下患者产生躯体不适感受。而后，患者在其健康信念及所处文化背景的影响下，将症状解释为"灾难"，激活自主神经系统，出现紧张焦虑或抑郁情绪，进入恶性循环，症状不断加重。如恶性循环持续进行下去，症状则逐渐呈现慢性化。在这个过程中，由于渴望康复，患者不断寻求诊治，又不断失望，压力更大，患病观念和就诊行为更加持续。症状慢性化后常出现患者的社会功能受损。此外，患者固有的人际问题或躯体问题也加入到维持因素中来，与躯体症状、社会功能受损形成循环强化

等因素。发病前的生活事件及压力，例如亲人、同事等被诊断某种疾病。患者对于症状的解读是在这些背景的基础上形成的，但常难以被其他人所理解，家人、朋友或医生不认可患者的身体痛苦往往让患者感到无助。患者希望得到精神和情感上的支持，却不能像其他躯体疾病患者一样被关注。

（二）医学信息的不确定

对于 MUS 的患者，症状背后可能有无数种可能性。而对于医生而言，医学检查是有限的，是除外性的。医学本身的局限性、我们本身知识的局限性和临床诊断证据的局限性，使得医学解释也经常带有不确定性。例如：

"经过胃镜和结肠镜检查，没有发现……"

"到目前为止，所有的检查结果都是正常的"

"胃黏膜上有糜烂，但和您的症状没有直接联系"

……

但是患者就医，期待一个确定的答案和解释：

"我的腹痛是什么引起的？"

"能治好吗?"

……

(三) 强化症状的医源性因素

另外,医生的行为也可能成为维持和加重因素,例如医生在已经初步判断不是器质性疾病的情况下,继续进行更多躯体检查而忽视心理社会线索,这可能被患者解读为"我的病很复杂"。表 2.3.1 中进一步列出了不当医源性因素。

表 2.3.1　医生在不同接诊环节可能成为躯体症状维持或加重的因素

接诊阶段	不当医源性因素
看法	单一的心理机制解释
	缺少对患者症状痛苦的理解和接受
	以"心理阻抗"来看待患者表达躯体症状
诊断	过早给出诊断
	忽略患者的社会因素,继发获益
谈话	激活了患者的耻感("症状是感觉出来的,没有疾病")
	缺少对躯体症状与精神心理关系的适当解释
	忽略了患者对疾病的病因和治疗目标的看法
	过度强调和依赖排除性检查
治疗方案	未与患者共同制定治疗方案、目标
治疗	过于单一而非多模式
	治疗者之间缺乏沟通
	忽略心理社会因素的干预
药物	忽视用药史
	忽视患者自身健康信念
	单纯药物治疗

(四) 医患关系的困扰

患者在就医中希望得到医生的尊重、理解和信任,医生也希望在接诊中被患者尊重和信任,自己的诊疗能够帮助患者。而 MUS 上,双方的认知理解大相径庭,医学的信息对于医生和患者而言也有不同的含义。

患者常抱怨被忽视、被推来推去,感觉很失望:

"医生都没有认真听我说完。"

"医生说没问题,可我明明不舒服……"

"医生都说不是他们科的病,我不知道该找谁看病了。"

"查不出来就让我看精神科/心理科,我明明是头痛。"

……

医生常感到挫败、厌烦,不想再见到患者:

"我的解释他根本不听。"

"他既来看病，又不相信医生……"

"没病找病，浪费医生的时间……"

……

这样的医患关系也成为疾病恶性循环中的一部分，阻碍了问题的解决。而这个问题并非用医疗技术可以改进的。与 MUS 的患者进行沟通，医生需要从态度和医疗两方面进行工作。

三、沟通态度和方法

（一）基本治疗态度

与 MUS 患者的沟通需要建立信任和共情的医患关系，使患者感到自己的主诉和对疾病的看法被认真对待。在排除器质性疾病后，可以讨论其他解释模型，如果必要可以鼓励患者接受心理治疗。治疗目标是缓解症状，提高功能。

> **基本治疗态度**
> - 认真对待患者的躯体主诉；
> - 理解患者的无助、失望和愤怒；
> - 即使医生认为不存在器质性病因，至少应该对患者进行简单的身体检查；
> - 不要贸然把身体症状和假设的情绪压力联系到一起；
> - 耐心、冷静，了解治疗的可能性和局限性。

（二）三阶段的 MUS 重归因模型

创造并维持一个包容、共情、以患者为中心的医患关系，制定合理的治疗目标。

在与患者的接触中，医生需要具备的基本态度和沟通技能包括：

- 倾听与接纳：认可症状的真实性，认可症状带来的痛苦；
- 共情：对患者的情绪状态以及心理社会因素表达共情；
- 包容：以患者为中心的方式关注患者认为重要的问题；
- 专业的医学态度，如："目前没有发现 XX 科的器质性疾病"等，向患者解释，建议和推荐合理的治疗目标；
- 避免不当的处置，如过度检查和治疗。

阶段一：建立关系和理解

在第一阶段与患者谈论其躯体症状，逐步完成生理-心理-社会评估。评估过程本身是建立治疗关系的开始，医师与患者一同变换观察视角，拓展探索空间。

> **阶段一：建立关系和理解**
> - 采集症状的全部病史；
> - 探索情绪；
> - 探索社会和家庭因素；
> - 探索对症状的解释；
> - 既往类似问题和治疗；
> - 有重点的体格检查。

认真了解病史是建立关系的第一步，应了解症状的部位、性质、严重程度、频率、持续时间、诱因、加重/缓解因素、伴随症状。探索诱因、影响因素可以作为切入点，进一步探索情绪和社会家庭因素等。

> **示例："疼痛病史"**
> - 什么能缓解疼痛？
> - 什么会加重疼痛？
> - 伴疼痛的典型的一天是什么样的？
> - 疼痛程度在一天中有变化吗？
> - 什么时候开始出现疼痛？
> - 家族中或以往有什么与疼痛相关的经历？

在详细了解症状后，引导患者表达对患病的归因和治疗的期待。

> **示例**
> 医生：您认为是什么引起了腹痛？
> 患者：我知道听起来很傻。但是我母亲有妇科肿瘤，也有过这样的腹痛。我担心自己也得了肿瘤。
> 医生：您对此很担心吗？
> 患者：是的。
> 医生：好的，我现在就给您做体格检查。

简短和有重点的体格检查，已经共情患者的躯体不适，传递给患者对其躯体体验的严肃态度。在规律随诊时应重复进行必要的身体检查，尤其对有持续主诉的患者。这样，能及时发现体征的变化，给患者安全感和被认真对待的感觉，理想情况下可以避免复杂的仪器检查。

在这一阶段的询问和评估中应避免过早的给出判断或"面质"患者。

错误示例

医生：您认为是什么引起了腹痛？

患者：我知道听起来很傻。但是我母亲有妇科肿瘤，也有过这样的腹痛。我担心自己也得了肿瘤。

医生：您以为得肿瘤那么容易吗？肯定不是。

阶段二：反馈和澄清期待

在第二阶段对患者进行反馈并澄清患者的期待。

阶段二：反馈和澄清期待

- 认可不适或症状；
- 患者想要什么？
- 反馈检查结果。

示例

医生：您的中上腹很敏感，但其他方面没有发现明显的异常。实验室检查、超声和CT结果没有发现器质性疾病的证据。但我能想象您因为这个症状很受困扰。

阶段三：建立联系

阶段三：建立联系
- 重归因：把症状和压力或生活方式联系起来
  - 焦虑的三阶段模型（图2.3.2）
- 达成一致
  - 认可躯体不适
  - 治疗抑郁焦虑
  - 自我管理策略
  - 观察等待
  - 心理治疗

通过解释心理生理的关系，如恐惧和躯体症状之间的关系，建立替代性归因模型。可以采用以下说法：

"人在紧张害怕的时候，身体分泌更多肾上腺素，心跳也更快。"

"人们抑郁的时候，肠道对于疼痛更为敏感。"

一些生活中常用的说法也有助于了解身体对情绪的反应，如"百爪挠心""怒发冲冠"

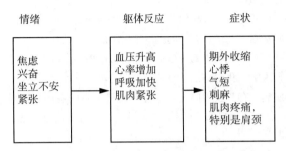

图 2.3.2 "焦虑和躯体不适"的三阶段解释模型

"像吞了苍蝇"……

示例

医生：您上次提到工作中遇到些问题？

患者：是的，有的岗位正在裁员，我真的很担心，有时候甚至会哭。

医生：我能看出您感到紧张和沮丧。身体的紧张会导致肌肉痉挛，并引起疼痛。

患者：您认为我的腹痛与这个有关？

医生：我认为您的压力可能影响到胃肠功能。

患者：您说压力影响胃肠功能？

医生：是的，这种情况并不少见。您能放松吗？比如当您躺在床上时。

患者：不能。

医生：我认为这就是紧张的表现。

患者：嗯，有可能。但是我能做些什么呢？

医生：我认为接受心理方面的治疗能帮助您更好地应对工作的压力，帮助您放松。

发生的压力情绪与躯体不适建立了联系。鼓励患者描述感受、表达想法和个人立场具有缓解情绪和减轻症状的作用。

示例

患者，女性，27 岁，复发性胸闷及腹胀一月余。

医生：您好，您这一周还好吗？

患者：还是老犯病，都 3 天没去上班了。您快给我治吧。

医生：好的，我看看报告单……不错，都没有大问题，这些结果你明白吗？

患者：是我也看了都写未见异常。那我怎么这么难受啊，是不是没查出来啊？

医生：你担心什么病没查出来呢？

患者：我也不知道。

医生：一般病了这么一段时间总会自己有些猜测的，放心说好了。

患者：心脏病吧，上个月有个同事年纪轻轻的，突然死了，听说是心脏病。

医生：怪不得，难免联想到自己。你觉得自己得心脏病了这事的可能性大吗？

患者：应该大吧，我奶奶也是心脏病去世的。

医生：心脏病是有些遗传倾向，不过要是得了心脏病还是容易查出来的。你上周做的 Holter、心脏彩超都是正常的，犯病时查的心电图也正常，这些都能说明你的心脏没问题。

患者：可是我真是胸闷，可难受了，真不是我想出来的。

医生：这我相信，这样的情况也不少见。人有时就会出现一些功能性的症状，有时也会感觉挺重的。但这未必一定是那个器官坏了，而仅仅是器官或神经的功能有些混乱。

患者：就是说我心脏没病，不会死？

医生：当然任何人都有突发心脏病的可能，医生没法那么绝对地保证。但至少我们现在没发现什么值得担心的，你犯心脏病的可能性并不比一般人高。

患者：那我还放心些，那我这样的功能病能治吗？

医生：能治。你先能明白这症状没那么可怕了，就很好。影响这种功能性症状的原因有很多，情绪不好或心理压力是最常见的。比如有人生气就胃痛，有人工作特别紧张的时候有心绞痛的感觉。你这方面的情况怎么样？

患者：我压力是挺大的。新来的领导特别凶，批评我好几次了，我都不想干了。

医生：哦，这种情况确实是挺难的。

患者：就是，我也不知道怎么办，挺烦心的，老公也不理解我……

医生：这么说这段时间常有紧张、苦恼，而后来又开始为这些症状很担心。

患者：最近确实心情经常不好。您的意思是说我犯病是因为这些？

医生：很有可能，人的心理压力如果没能很好疏导，就可能转移到身体里捣乱，这样的现象不少见。你自己觉得呢？

患者：可能是有关系。

医生：尤其是你后来的担心，这会使你忍不住特别注意胸闷的感觉。人的感觉在关注增强的时候必然被放大，结果神经系统对这种感觉信号就变得越来越敏感。再加上你上不了班，空闲时间多了，更难免会关注。

患者：还真是，我也觉得不上班这几天犯得更多了，昨天跟朋友吃饭挺开心的，一晚上也没犯。看来我是得想法把注意力转移开……

易犯错误

有时医生认为自己已经识别了心身之间的关系，并愿意与患者分享自己的知识。但是患者并不接受医生的解释。相反，因为医生的解释，患者更封闭自己，并增加了躯体不适的表现。

医生应该谨记的一点是：认识到医生自己的理解并不重要，真正决定性的因素是患者愿意接受替代性的解释。医生想迅速地推动患者进行心理治疗可能适得其反。与 MUS 的患者进行治疗可能是个缓慢的过程，需要医生的敏感和耐心。

参 考 文 献

1. 魏镜，史丽丽，主编. 综合医院精神卫生服务通用技能[M]. 北京：中华医学电子音像出版社，2018.3.

2. 中国医师协会精神科医师分会综合医院工作委员会，"医学难以解释的症状"临床实践中国专家共识组. "医学难以解释的症状"临床实践中国专家共识[J]. 中华内科杂志，2017，56（2）：150-156.

3. Henningsen P，Zipfel S，Herzog W. Management of functional somatic syndromes [J]. Lancet，2007，369：946-55.

4. 费常青，苏珊·麦克丹尼尔，迈克尔·维尔盛著. 心身医学[M]. 熊娜娜，曹锦亚译. 北京：中国协和医科大学出版社，2016.

第二节　告知病情及坏消息

向患者或其家属告知病情及坏消息可能是医生遇到的最困难的交流任务。这个过程中的负面情绪常使患者及其家属感到痛苦，也令医生感到压力。

然而，这是医疗中必不可少的重要环节。有研究表明，医生使用恰当的沟通技能进行告知，可以有效地降低患者在面对疾病过程中的焦虑和抑郁体验。

我们先来了解一些与告知病情有关的常见问题。

一、坏消息对患者意味着什么

疾病是医生工作中的重要内容。在医生眼中，病情是一个连续谱。以心血管疾病为例，从轻到重，可以是高血压到心肌梗死到死亡。

在患者眼中，病情直接关乎自己的生活与生命。比如糖尿病，在医生眼中也许就是一种慢性代谢性疾病，需要长期进行医疗和行为管理，而在患者的生活经验中，如果有亲人因为糖尿病的并发症去世，那么糖尿病对他/她而言将是一种可怕的疾病。

坏消息意味着患者不得不为此进行某种行为方式的改变，比如每日服药。

坏消息对患者来说也意味着某种重要的后果或结局，有时则是某种与患者预想不同、因而无法接受的结果。比如，当医生告诉腹痛的患者，其实他的身体并没有任何"器质性"的疾病。

二、患者得知坏消息后会有哪些心理反应

既往的文献中讨论告知病情时常用的说法是告知坏消息，近年来，逐渐改成告知病情，以保障其普适性。"坏消息"是个生动的表达，意味着患者得知病情后可能产生的种种不愉快的感受，包括震惊、害怕、担忧、沮丧等。与此同时，患者还可能在无意识中激活各种心理防御机制，来帮助自己应对这些痛苦体验。这些防御机制可包括否认、退行、隔离、

转移、理智化、压抑等。有些防御机制可能会帮助医生和患者进一步合作进行后续的治疗，比如适度的退行、隔离、理智化、压抑等；而有些防御方式则会给医生带来更大的压力和困扰，或者对治疗造成阻碍，比如否认、将愤怒转移到医生身上等。

三、告知病情时常见的困难

我们无法预知患者的情绪反应，这会给医生带来不确定感。患者的情绪反应，无论是沉默、哭泣、愤怒，都会让医生感到压力。由此引发的医生的痛苦体验，如果不能恰当应对，又会激活医生的心理防御机制和行为反应，导致负面情绪的级联效应。在最需要医患结盟共同应对疾病的时刻，这种效应对医患关系产生了负面影响。有时，医生对患者的情绪过度承担或认同，甚至认为患者的负面感受是自己的造成的，这会给医生造成巨大的压力而致其耗竭。

其他的困难还包括如何回答困难的问题（如"我还能活多久?"），以及患者对病情的不接受。事实上患者的这些想法和行为都与背后的情绪感受有关。

因此，医生在告知病情的过程中，充分关注、接触和处理伴随而来的情绪反应，是应对困难的核心方法。在实际的沟通中，我们以患者为中心，通过充分的倾听、共情来实现这一过程。

尽管共情是人的一种固有能力，医生在需要对患者的情绪进行共情性回应时仍然感到困难。原因可能是多方面的：一方面，在生物医学模式主导的医学教育中，对共情缺乏足够的重视和训练；另一方面医生的情绪状态（比如对特定类型患者的反移情）以及职业耗竭的存在都会导致医生的共情困难。

四、病情告知过程的个体化差异

文化背景差异会影响告知病情的过程。有研究证实，亚洲（或者以家庭为核心单位的文化）的患者比西方文化背景下的患者更多希望家人在场，同时更少关心预期寿命。当然，不同文化背景下的医生在病情告知过程中也会遇到相同的问题。

文化差异不能替代个体差异。同一文化背景下，患者的喜好也各不相同。拍肩拍手作为安慰患者的方式，在不同研究中患者的接受度差别巨大。在一些研究中，有一半的患者表示并不喜欢层层递进式的坏消息告知方式。也有研究发现，有四分之一的患者希望医生在确知最后结果之前，就先透露相关情况。

也许最理想的情况是以完全个体化的方式来完成病情告知的过程。这需要医生充分掌握各种沟通技能，并能够根据患者的具体情况应用。这在实际操作中难度很大。

应学习和使用告知病情的沟通模型，掌握其中最为常用的、具有普遍意义的方式和处理原则。

五、告知病情的沟通模型

目前临床上最常用的是 Walter Baile 等开发的 SPIKES 模型。其他模型包括日本学者在东方文化背景下探索出的 SHARE 模型以及其他学者提出的 ABCDE 模型等（表 2.3.2）。

Walter Baile 认为，告知坏消息这一过程包含四大任务：①收集来自患者的信息；②传递医学信息；③为患者提供支持；④促进患者共同参与治疗决策。

表 2.3.2　告知病情的沟通模型

SPIKES 模型	SHARE 模型	ABCDE 模型	GUIDE 模型	BREAKS 模型
S：Setting up the interview ● 私密环境 ● 坐下来 ● 避免打扰	S：Supportive environment ● 私密空间 ● 医生全神贯注地投入	A：Advance preparation ● 安排时间 ● 请可以提供支持的人到场 ● 询问患者已知的内容	G：Get ready ● 收集信息 ● 准备安静私密的环境 ● 明确需要到场的人员	B：Background ● 了解患者及家属的背景和临床问题
P：Assessing the patients perception ● 使用开放式问题了解患者对当前病情的看法	H：How to deliver the bad news ● 直接传递信息 ● 表达清晰，易懂	B：Build a therapeutic environment / relationship ● 安排私密、安静的环境 ● 给予安慰	U：Understand ● 询问患者已知的信息 ● 倾听	R：Rapport ● 建立融洽的关系 ● 提供充足的空间和时间
I：Obtaining the patient's invitation ● 患者希望了解病情吗?	A：Additional information ● 医学信息和专家意见 ● 治疗选择，包括新的实验性疗法	C：Communicate well ● 直接，避免术语 ● 允许沉默	I：Inform ● 用简洁的一句话传递病情信息 ● 倾听	E：Explore ● 了解患者已知的信息 ● 根据患者的需要纳入亲友
K：Giving knowledge and information to the patient ● 避免使用术语 ● 分解信息，以便理解	RE：Reassurance and emotional support ● 安慰患者，为患者提供情感支持 ● 帮助将病情告知亲友	D：Deal with patient and family reactions ● 评估患者的反应 ● 积极倾听 ● 探索感受 ● 表达共情	D：Deepen ● 观察并对患者的情绪做出反应：认可 ● 如果患者转身离开，也能对此保持沉默并允许	A：Announce ● 给一个预警信号 ● 使用直接明确的语言传递信息
E：Addressing the patient's emotions with empathic responses ● 观察情绪，确认情绪，了解其原因 ● 让患者知道你对他情绪及其原因的理解		E：Encourage and validate emotions ● 纠正误解 ● 评估病情信息带来的影响 ● 处理进一步的需求 ● 安排后续措施	E：Equip ● 安排后续事宜 ● 如果可能，告知治疗选择	K：Kindling ● 处理当下的情绪反应
S：Strategy and Summary ● 讨论之后的计划 ● 总结讨论				S：Summarize ● 总结谈话 ● 制定治疗或护理计划

接下来，我们以 SPIKES 模型为蓝本，介绍告知病情的基本沟通技能。如同前面的模块，我们也可以把告知病情的沟通技能分成三阶段来掌握。通过病情告知三阶段模式的运用，医生可以有效地与患者或者家属沟通最难沟通的话题。

（一）早期

1. 准备

● 准备相关信息：包括医学信息，如完整的检查结果、诊断及充分的依据、可选的治疗方案、相关预后等；了解患者的个性、背景、心理状态、家庭情况以及当日前来参加谈话的医务人员和患者亲友。甚至可以考虑与同事事先进行排练

● 准备谈话的环境：确保支持性的舒适的氛围，比如在单独的房间，每个人可以落座，避免手机等打扰，有足够的时间。如果不只一位医务人员参与，应分散就座。

2. 给予前兆

非言语的前兆包括严肃的、关切的目光接触和姿势：和缓的语速、略低的语调。言语的前兆包括一些语气助词和言语内容铺垫。

> "很抱歉，检查结果不像我们期待的那么乐观……"

（二）中期

1. 关于诊断

在这个阶段，医生向患者提供明确清晰的诊断相关信息。主要使用"解释病情过程"中的技能（参见第三节解释病情过程），要点包括：评价患者的已知信息，使用专业的名词，给予通俗的解释，给患者的情绪表达留出时间和空间，并予以回应。

> 推荐的说法："淋巴瘤，是一种癌。"（专业名词+通俗的解释）
> 不推荐的说法："肚子里长了个东西。"（含糊）

当患者对这一部分信息给出回应时，从三个角度进行理解：

● 患者对医疗信息的接收和理解程度，是否存在对疾病的"否认"。

● 患者的理解能力和语言习惯，帮助医生以与患者相匹配的方式提供信息。

● 通过患者的言语和非言语信息推测患者的情绪体验（比如焦虑）。

2. 表达医生的为难或悲伤

医生可以表达自己在告知病情过程感受到的为难或悲伤。研究也发现，与不带个人情感因素的医生相比，患者更喜欢眼中含泪的医生。

> "对我来说告诉你这个消息也让我感到为难——我希望是相反的消息"

3. 探索亲属的支持

在患病过程中，家人往往是最直接和重要的支持力量。也许在告知病情时，他们中的

部分或全部已经来到现场了，但也许还有其他重要的亲人可以为患者提供帮助。

> "这时候，还有哪些人能帮助您?"

4. 探索精神信仰、文化或其他支持

传统的宗教信仰或其他文化支持体系都有可能帮助患者缓解痛苦和焦虑。在交谈中，医生可以对患者进行适当的引导。

> "有没有什么能帮你渡过困难和压力的爱好、乐趣、宗教或其他信仰?"
> "做……会不会让你觉得舒服些?"

5. 给予希望

医生帮助患者在痛苦和困难中看到希望，这在病情告知的过程中是非常重要的。这时的希望需要具有现实性，即是有可能实现的。

> "我不想隐瞒你这个癌症的事实，但我更想告诉你，有些患者对治疗反应非常好。"

还可以做的是探索患者希望的源泉并强化它。

> "我知道你一直在为自己祷告……很多人同你一样在祷告；我强烈的支持你继续下去。"
> "按你提到的剂量服用多种维生素没有错误，它们可能会大有益处……"

6. 决策

医生需要了解患者倾向于怎样的决策方式：是患者尽量少知道相关信息，治疗由家人做主；还是共同决策，或者患者希望了解全部的信息，由自己做最终决定者。患者既往生活方式、行事风格和现在的功能状态均会影响他们的选择。可以这样询问：

> "如果病情变化，你希望知道多少信息?"
> "你希望谁来做下一步决定?"

（三）后期

后期

安排随访

让患者和家属知道，在结束谈话后，如果他们有一些问题或想法，或是一些病情变化，可以怎样联系到医生。也可以询问他们接下来打算做什么，如果打击太大，可能需要帮助送他们回家或跟其他能提供帮助的家人联系。

> "离开这儿之后，你会做什么？"
> "我们一周后再见面。"
> "如果咳血加重，你可以立刻通过这种方式联系我……"

患者及家属离开后，医生需要检视自己的情绪状态，为其他患者的诊疗做好准备。

六、标准化案例

意外的结肠癌

对医生的指示：

场景：急诊的医生办公室

周先生 70 岁，4 天前因为右下腹痛来急诊，伴有便秘和呕吐的症状。体温达 38 摄氏度。他自己认为是急性盲肠炎。观察 2 天后拟诊化脓性阑尾炎，给他做了阑尾切除术。术后 2 天患者在急诊留院观察，现在病理诊断为结肠癌。他还不知道这个消息。

医生的任务：告诉患者这些情况。

开场白："你好，周先生，现在怎么样？"

对患者的提示：周先生

患者的情况：在手术结束后你在医院的床上躺了 2 天，你以为是一个盲肠炎手术。

现病史：连续 2 天右下腹剧烈疼痛，伴便秘和呕吐。发热达到 38 摄氏度。2 天前，做了一个手术。在过去的几年里，偶尔大便中有血，但你认为那是多年痔疮。你来到急诊室，告诉医生自己得了急性盲肠炎。

既往病史：高血压，你每天服用 50 毫克的阿替洛尔（药片）。

家庭病史：你有一个比你大三岁的哥哥，他现在住在济南，目前体健，偶有季节性过敏。他是一个退休的看门人。父母都去世了，父亲于 59 岁因为高血压引起的中风而去世；母亲于 60 岁时因为心脏病去世。

社会情况：你是一名退休工人，曾在一所地方学校担任维修工。你自己一个人居住。你在 20 年前和妻子离婚了，有一个儿子，已成年，在外地工作。自从你退休后，你经常和朋友们一起打牌，并常常看电视。你在一个杂货店当一个职员，每周工作 2 天。你不吸烟，自从你 20 岁开始，你每天喝 2~3 瓶啤酒。

回答医生的问候："我现在很好，手术很顺利，我挺高兴。"

你的情感反应：你有一点担心，因为没有任何医生坐下来和你讨论关于手术的结果。但是你很清楚，他们这些医生都非常忙，而且他们说过这只是化脓性阑尾炎（先前的诊断），不是一个大问题。

当医生告诉你是结肠癌这个坏消息时，你感到很惊讶。

当被问到以下问题时，再作出反应（准备好回答下列问题）

1. 在遇到困难的时候，你通常愿意跟谁说说？

2. 你有什么信仰或精神支持可以在这个时候帮助你的？

七、告知病情的技能检查表

告知病情的技能检查表见表 2.3.3。

表 2.3.3　告知病情的技能检查表

告知病情的技能检查表	记录
早期	
1. 氛围——保证一个安静的房间，所有人都就座。关好门	
2. 前兆——让患者和/家属有心理准备——"很遗憾，结果不像我们期待的那样乐观……"	
中期	
3. 诊断——使用通俗的语言解释诊断性的专业术语——"您得了淋巴瘤———种癌症……"	
4. 医生的难处/悲伤——"我也不希望结果是这样"	
5. 亲属支持体系——"遇到困难时你向谁求助？你愿意他参与我们下次会面吗？"	
6. 精神/文化支持——有没有宗教/文化团体或是信仰体系，你可以从中寻求支持？有没有什么帮助你渡过困难时期的精神支柱？	
7. 希望——探索患者希望的源泉——"我有很多癌症患者存活很久，过着正常的生活""结肠癌的治疗效果很好""生活中你从哪里获得希望？"	
8. 决策——讨论关于疾病，患者想知道多少以及亲属/患者愿意采用何种方式作决定；患者希望由亲属做决定吗？——如果是这样，亲属想让患者知道多少信息？	
后期	
9. 随访——安排进一步的讨论——"让我们这周再见个面，讨论更多……"	

参 考 文 献

1. Baile WF，Buckman R，Lenzi R，et al，SPIKES-A six-step protocol for delivering bad news：application to the patient with cancer[J]. Oncologist. 2000；5（4）：302.
2. 殷大奎，Blatt BC. 医患沟通[M]. 北京：人民卫生出版社，2006.
3. Washer P. 临床医患沟通艺术[M]. 北京：北京大学医学出版社，2016.
4. Lloyd M，Bor R. 医学沟通技能[M]. 北京：北京大学医学出版社，2013.
5. Finlay I，Dallimore D . Your child is dead[J]. BMJ，1991，302（6791）：1524-1525.
6. 曹锦亚，魏镜，史丽丽，等. 医学活动中的共情及困难：巴林特工作对促进共情的作用[J]. 医学与哲学，2015（8）.

第三节　涉及性行为的医疗访谈

一、性问题对医患双方的挑战

性是人类生理、心理和社会文化生活中的必要组成部分。然而现实情况是，对大部分人而言，公开谈论性会令人感到尴尬不适。在医疗环境下，性问题常常也不像其他心身问题一样，可以被自然地讨论。

患者被性相关的问题困扰时，常觉得没有机会跟医生讨论，或者感到难以启齿，或者对讨论的结果不抱希望，或者不知道应该和什么样的医生讨论这个问题。

对于医生而言，也会在需要和患者讨论性问题时感到诸多困扰：担心询问性问题，会不会让患者感到被冒犯，对方会不配合；对自己是否了解足够多关于性问题诊断和治疗的信息感到缺乏信心；与异性、与青少年或老年人谈论性问题会感到尤为尴尬等。

文化特点、宗教信仰、社会偏见是讨论性问题时不可忽视的背景因素。特别地，性取向问题在不同文化背景下的处境以及人们对性问题的道德判断都对医疗过程产生了影响。

正是由于医患双方在这个问题中体会到的种种困难，使得性问题在很多情况下没有得到充分的评估和处置。因此，学习和掌握如何与患者讨论性问题的基本原则和技能，会使医生更有信心在诊疗中涉及性问题，并为患者提供必要的帮助。

二、临床常见的性问题

任何科室的医生都有可能在临床上遇到性问题。常见的性问题主要包括三类：

（一）与性有关的症状和疾病

妇产科、男科、泌尿外科患者的症状常常与性器官及其生理功能有关。比如在不孕不育的诊疗过程中，可能涉及从生殖器官构造、功能到性交过程的必要信息。因性腺轴功能受影响而就诊的内分泌科患者也会涉及性腺、生殖器官发育和功能状态的诊疗。在精神科，也常会涉及与性功能、性取向、性偏好、性别认同有关的生理或/和心理相关问题。

2018 年，世界卫生组织发布了最新版国际疾病分类（International Classification of Disease，11th Revision，ICD-11）。与 ICD-10 相比，性相关问题的疾病分类作出了较大调整：从"精神与行为障碍"中独立出来，成为与之并列的"性健康相关情况"（conditions-related to sexual health，ICD-11，第 17 章），具体条目罗列见表 2.3.4。仅"性欲倒错障碍"（paraphilic disorder）还保留在"精神、行为或神经发育障碍"（Mental，Behavioural，or Neurodevelopmental Disorders，ICD-11，第 6 章）中。ICD-11 诊断条目与分类的变更，让我们看到，基于医学研究的进展，性健康在医学中已成为一类独立的健康问题。

表 2.3.4 ICD-11 中与性健康相关的主要诊断条目

第 17 章	性健康相关情况
L1-HA0	性功能障碍
HA00	性欲低下障碍
HA01	性唤起功能障碍
HA01.0	女性性唤起功能障碍
HA01.1	男性勃起功能障碍
HA02	性高潮功能障碍

续　表

HA03	射精功能障碍
HA03. 0	男性早泄
HA03. 1	男性射精延迟
HA0Y	其他特指的性功能障碍
HA0Z	性功能障碍，未特指的
L1-HA2	**性交痛疾患**
HA20	性交痛-插入障碍
HA40	有病因的性功能障碍和性交痛疾患
L1-HA6	**性别不一致**
HA60	青春期或成年期性别不符
HA61	童年期性别不符
HA6Z	性别不符；未特指的
HA8Y	其他特指的性健康相关情况
HA8Z	性健康相关情况，未特指的
第 6 章	**精神、行为或神经发育障碍**
L1-6D3	**性欲倒错障碍**
6D30	露阴障碍
6D31	窥阴障碍
6D32	恋童障碍
6D33	强制性性施虐障碍
6D34	摩擦癖
6D35	涉及非自愿对象的其他性欲倒错障碍
6D36	涉及自身或自愿对象的性欲倒错障碍
6D3Z	性欲倒错障碍，未特指的

（二）与性有关的社会生活背景

有些患者的疾病是由与性有关的活动导致的或受其影响，比如性传播疾病、性虐待或暴力导致的外伤及心理创伤。性相关的问题也可能成为患者心理压力的来源。

（三）与性相关的治疗及其影响和健康教育

有一些治疗会影响到性器官的生理或功能状态，比如手术涉及切除性器官或药物导致性功能的变化。有时也需要通过告知患者管理性行为以促进健康，比如产后医生会建议在一段时间内避免性生活等。

谈论性问题时应遵循一定的原则并采取相应的方法。

（一）基本原则：以患者为中心

如前所述，与其他身体症状相比，患者在与医生讨论性问题时，常常伴随着更多的情绪体验。这些情绪体验使得建立相互信任的医患关系变得更加困难。而医患关系状态影响着医患双方在诊疗过程中的心理感受及合作状态。因此，在讨论性问题时，关注患者的感受、以患者为中心是沟通的基本原则。

（二）访谈的基本设置

1. 环境设置

谈论性问题时需要充分保护患者隐私与安全：选择具有适当私密性的空间。安排必要的陪伴。比如，如果患者需要，可以安排与患者同性别的医护人员的陪伴。一般来说，除非明确知道家人的陪伴会有利于患者放松，或可以帮助他/她认识到自己的性问题并非自己认为的那样令人难以接受，否则，应避免患者的亲友参与访谈。

2. 如何开始

如果谈论性问题是本次谈话的主题，可以开门见山地表达出来，并征求患者的意见，获得允许："今天我想和您谈谈与性有关的一些问题，可以吗？"但这并不是唯一的选择，也可以从身体症状的讨论开始，逐步切入。

也有一种情况是患者在谈话中流露出希望讨论性问题的线索，那么医务人员需要善于捕捉这样的信息，并及时给予恰当的回应。比如，当患者提到"其实，我最近和爱人在那方面的生活也受到一些影响"，医生可以试着请患者澄清"哦，您是指的夫妻生活受到影响了，是吗？"

3. 使用术语，核对双方对术语的理解

与其他临床沟通中尽量减少使用医学术语的原则略有不同的是，在谈论性问题时，我们推荐合理地使用术语。术语包括规范的诊断名称（表2.3.4）和解剖学名词（表2.3.5）。术语帮助医患双方构建医学讨论的氛围，有利于减少尴尬体验；也有助于准确具体地描述问题（如："勃起时硬度不够"），减少含混的表达（"那个的时候有困难"）（表2.3.6）。

需要注意的是，无论医生还是患者开始使用某一术语时，我们需要确认双方对这一术语的理解是一致的，否则应先就术语的理解和所指代的内容达成一致意见。

表2.3.5　ICD-11 中的生殖器官的解剖学术语

编　码	名　称
	女性生殖器官
XA78U5	外阴
XA11L9	阴唇
XA59G9	大阴唇
XA27K9	巴氏腺
XA0MU9	小阴唇

编　码	名　称
XA0565	小阴唇系带
XA4851	阴蒂
XA3C45	阴蒂包皮
XA1LK7	阴道
XA3A69	处女膜
XA4AH3	阴道口
XA99N3	子宫
XA0KR7	子宫的结缔组织、皮下组织和其他软组织
XA7AB3	子宫丛
XA8M77	子宫静脉
XA1QK0	卵巢
XA90F8	胎盘
XA85H6	胎膜
XA7E69	子宫附件
	男性生殖器官
XA7QV2	阴茎
XA71S4	包皮
XA1CP6	包皮内侧面
XA0MH6	龟头
XA9A26	阴茎体
XA54U4	阴茎冠状沟
XA03Y8	阴茎背侧面
XA7V24	包皮系带
XA3Q76	阴茎尿道口
XA0970	阴茎根
XA3D56	阴茎腹侧面
XA63E5	前列腺
XA4947	睾丸
XA97R9	其他和未特指的男性生殖器官

表 2.3.6　性问题有关的术语和口语举例

专业术语（推荐使用）	口语（避免使用）
同性恋	搞基
性偏好	变态
性生活、性交	操
勃起	硬起来
阴道湿润	流水

（三）以患者为中心的沟通技能的应用

1. 中立的态度，避免评价和价值判断

中立的态度通过我们语言和非语言信息流露出来。因此在沟通中选择合理的措辞非常重要。大众使用的"粗话"并不适合医护人员在医疗活动中使用，比如"操"等。过于口语化的表达，可能会带有医生个人的情感倾向。过于书面化的用语，也会使得交谈过于生硬，是医患关系显得疏远，比如"交媾"。

另外，需要避免询问带有价值判断的问题。比如："所以你没和那个妓女性交，对吗？""你就没想过这样做的危险？"

非言语信息来源于我们的姿态、表情、语调、语速、语气等。医护人员专注、自然、平和，会减少患者的局促不安，令对方感到被尊重。非言语信息流露出的个人态度，有时是我们自己难以察觉的。因此角色演练和反馈对于这部分的训练尤其重要。

当患者所说的内容（如同性恋、婚外情等）与自己固有的宗教信仰或价值观发生冲突时，放下自己的价值判断，去讨论患者的困扰很重要。如果难以做到中立，应当考虑转诊给其他医生（表2.3.7）。

表 2.3.7　与性有关的非中立观点举例

- 同性恋是不道德的。
- 同性恋是不正常的。
- 同性恋者的家人必须理解和支持同性恋者，否则是不对的。
- 婚外性行为是不道德的。
- 婚外性行为引起的痛苦或相关疾病是罪有应得。
- 婚外情才是"真感情"

2. 客观的判断和处置，避免主观臆测

如果不能与患者开放地谈论性问题，那么医生有可能对患者的性相关的问题进行主观臆测，这常常是有害的。常有的主观臆测包括：

- 老年人没有性生活
- 同性恋只与同性发生性行为

- 每人都有基本的生殖知识
- 如果患者担心自己的性问题，会自己告诉医生
- 患者都明白性行为和生殖器官相关的医学名词
- 有性问题通常都有心理问题
- 从外表辨别性取向

3. 开放式问题与封闭式问题相结合

开放式问题是典型的以患者为中心的沟通技能，有助于患者打开思路，也帮助医生了解患者关注的重点以及患者的观点和看法。

在开始谈话时询问开放式问题是非常重要的：

> 开放性问题示例
> - "我能为您做些什么？"
> - "您觉得是什么造成了这些困难？"

封闭式问题在讨论性问题时，常作为辅助性的方式，帮我们进行必要的澄清：

> 封闭性问题示例
> - "您以前有这个问题吗？"
> - "小便时伴有疼痛吗？"
> - "性交时有避孕措施吗？"

4. 等待

如果患者迟疑、陷入思考、或说得过多（让你担心他/她停不下来），在时间允许的情况下医生应耐心等待，不去打破沉默或打断讲述。这有助于获得更深思熟虑的答案或更多的信息；间接的（也是更重要的是）使患者获得被接纳的感受，促进建立医患关系。

5. 重复关键词

在谈话中重复关键词，是推进谈话的重要技术。

> 重复关键词示例
> 患者：主要是心烦。
> 医生：心烦。
> 患者：是的，爱人回来，又会对我有要求。
> 医生：爱人对你有要求。
> 患者：她总说正常夫妻应该每周至少三次，这让我很紧张。总觉得如果完不成，就是自己的问题。

6. 反馈感受与共情

反馈感受与共情的第一步是观察对方的情绪体验，即不但从患者的言语中获得线索，

也要注意观察患者的姿态、表情等。当患者将双手抱在胸前时，可以推测患者感到不安、不自在，并没有做好完全敞开心胸的准备。对于此类患者，我们需要进行必要的铺垫。

> 反馈感受与共情
> 医生：也许谈跟性有关的问题会让您感到不舒服，但了解这些信息可能会使我们更好地帮您

参　考　文　献

1. Tomlinson J , Milgrom E C . Taking a sexual history［J］. Bmj British Medical Journal, 1988, 297（6652）：867-867.

2. Kingsberg S A. Taking a sexual history［J］. Obstetrics & Gynecology Clinics of North America, 2006, 33（4）：535-547.

3. Wimberly Y H, Hogben M, Moore-Ruffin J, et al. Sexual history-taking among primary care physicians［J］. Journal of the National Medical Association, 2006, 98（12）：1924-1929.

4. Templesmith M, Hammond J, Pyett P, et al. Barriers to sexual history taking in general practice［J］. Australian Family Physician, 1996, 25（2）：71-4.

5. Althof S E , Rosen R C , Perelman M A , et al. Standard operating procedures for taking a sexual history［J］. Journal of Sexual Medicine, 2013, 10（1）：26-35.

6. Burd I D , Nevadunsky N , Bachmann G . ORIGINAL RESEARCH—EDUCATION：Impact of Physician Gender on Sexual History Taking in a Multispecialty Practice［J］. Journal of Sexual Medicine, 2010, 3（2）：194-200.

7. Temple-Smith M J , Mulvey G , Keogh L . Attitudes to taking a sexual history in general practice in Victoria, Australia［J］. Sexually Transmitted Infections, 1999, 75（1）：41-44.

8. Skelton J R , Matthews P M . Teaching sexual history taking to health care professionals in primary care［J］. Medical Education, 2010, 35（6）：603-608.

9. Nusbaum M R. The proactive sexual health history.［J］. American Family Physician, 2002, 66（9）：1705.

10. Bull S S , Rietmeijer C , Fortenberry D J , et al. Practice Patterns for the Elicitation of Sexual History, Education, and Counseling Among Providers of STD Services：Results From the Gonorrhea Community Action Project（GCAP）［J］. Sexually Transmitted Diseases, 1999, 26（10）：584-589.

11. Wimberly Y H, Hogben M, Moore-Ruffin J, et al. Sexual history-taking among primary care physicians［J］. Journal of the National Medical Association, 2006, 98（12）：1924-1929.

12. 戴维斯，柳艳松. 医患沟通实训指导［M］. 中国轻工业出版社，2016：295-318.

13. 劳埃德，波尔，钟照华. 医学沟通技能［M］. 北京大学医学出版社，2013：73-82.

14. 沃舍，王岳. 临床医患沟通艺术［M］. 北京大学医学出版社，2016：123-35.

15. 中国国家卫生健康委. 关于印发国际疾病分类第十一次修订本（ICD-11）中文版的通知 ［EB/OL］. http：//www.nhc.gov.cn/yzygj/s7659/201812/14caf755107c43d2881905a8d4f44ed2.shtml.

第四节　涉及自杀风险的医疗访谈

一、关于自杀的基本概念

自杀（suicide）是一种蓄意的、有致命性后果的行为，且有证据显示实施者知道或希望通过这样的行为导致自己死亡。相对于自杀死亡，自杀未遂和自杀意念更为常见。在综合医院，非精神科医生要求精神科医生评估和干预住院患者的自杀风险分别占紧急会诊的8%和普通会诊的1%，是请求会诊、特别是紧急会诊的常见原因。而通过精神科医生会诊评估后发现，紧急会诊和普通会诊中分别有20.5%和8.2%的患者存在自杀相关问题。这提示，综合医院临床医生在发现和评估患者自杀风险中尚有不足之处，很多有自杀风险的患者可能得不到及时的帮助，也给临床工作带来潜在的风险。尽管针对自杀的流行病学研究很多，也确认了很多危险因素，但是，评估患者的自杀风险必须依靠仔细的精神科检查和临床判断。自杀作为综合医院中意外死亡的重要原因和精神科急症的主要内容之一，直接与患者的人身安全和医疗安全相关，需要得到综合医院精神科医生和其他临床医师的足够重视。因此，精神科医生需要非常熟悉自杀行为的特征和预防自杀的策略。非精神科医生也需要对自杀风险进行识别与初步评估。

自杀未遂是一种自我伤害行为，实施者希望通过自己的行为导致自己死亡，但没有达成致命性的后果；自杀意念是指自己结束自己生命的想法；自杀决心是指自我伤害行为导致死亡的主观期待和意愿；而自杀行为的致命性是指自杀方式或行动对生命的客观危险。

自杀风险的评估适用于所有自杀未遂、有自杀意念、或尽管他们自己否认但其行为提示有自杀意图者。所有的自杀意念或自杀未遂均应认真予以对待，无论其行为和意图是否具有操控他人的特点。最明显的自杀警告信号是患者直接表达其自杀意图。不应想当然地认为"谈过自杀的人不会自杀"。

临床工作中需要完成自杀评估的情况

- 急诊室或危机评估
- 可能或正在经历人际关系破裂或心理社会应激（如离婚、经济状况恶化、法律问题）
- 躯体疾病（尤其是威胁生命的、毁损面容的、导致严重疼痛、日常生活能力丧失的疾病）经治疗后没有改善或逐渐恶化

二、关于自杀评估的误解

关于自杀人们常有许多误解，如：

误解一：询问患者关于自杀的问题会增加其自杀的风险。这是导致医生们经常不敢询问自杀的最大顾虑，但这并不是事实。事实是：对于已经存在自杀意念的患者，当有人询

问到这个无人可以述说的秘密时，通常会感到被理解；而对于那些本没有自杀风险的患者，这样的询问也并不会增加他们的自杀风险。

误解二：真正想自杀的人不会告诉任何人他的想法。事实是：当个体在考虑自杀时，他常常会给出一些与此意图相关的信息。因此，有效解读这些信息至关重要。

误解三：有自我伤害行为的人不过是想引起别人的注意，不见得存在自杀的风险。事实是：尽管有一部分人确实是希望通过这样的行为引起别人关注，但部分人本身就是自杀风险的高危人群。因此，医生需要认真对待这样的言语或行为、花时间与患者讨论与自杀相关的想法和行为。

误解四：一个人自杀未遂后，就会"想开了"。事实是：一部分自杀未遂的人对自己自杀行为的失败非常后悔，甚至处于极度不稳定的情绪当中，很有可能再次采取自杀的行为。

误解五：下决心自杀的人都是坚决想死的，别人做什么干预都是无济于事的。事实是：自杀者对自杀的态度通常是非常矛盾的，想死与不想死的念头反复斗争。此时，来自外界的帮助可以给他/她巨大的支持；反之，一个小小的打击也可能成为自杀行为的一个重要扳机点。

三、非精神科临床对自杀的识别与评估

自杀往往是多种因素综合所致。当患者由于压力、健康等问题超过其应付能力、感到绝望时容易出现自杀意念和行为。抑郁是与自杀相关的最常见原因，并常常未被识别和治疗。其他精神障碍，如焦虑、物质滥用等，均增加了自杀的风险。当然，需要强调的是，很多患者能很好地管理其精神疾病、回归社会。

综合医院非精神科医生本人不必掌握进行自杀干预的技能，但他们需要具有足够的识别能力与防范意识，在治疗中能够保持信心。调查发现，他们知识上存在某些重要的误区，可能低估再自杀风险，甚至忽视对患者在院期间自杀的防范。另外综合医院非精神科医生面对自杀未遂的患者容易信心不足。这些误区若由有经验的精神科医生举例解释或讲座宣传，可以在短时间内消除。

1. 自杀的危险信号

（1）言语信息：自杀、感到绝望、找不到继续活下去的理由、自己已经成为别人的负担、感到陷入困境、难以忍受痛苦。

（2）行为：当患者出现以下行为、特别当以下行为与痛苦的生活事件、丧失或改变相关时：饮酒量和使用成瘾性药物的剂量增加；寻找结束生命的方法，如在网上查询自杀的方法；退出以前的活动；回避与家人、朋友交流；睡眠过多或过少；与朋友会面或打电话给朋友、与他们告别；放弃饱受赞誉的职业；攻击行为；疲劳。

（3）情绪：抑郁、焦虑、兴趣丧失、易激惹、觉得羞耻、激越、愤怒、突然地解脱。

2. 评估自杀风险

（1）自杀前综合征——示警信号

- 感知变窄
- 低自尊

- 人际活动变少

（2）自杀观念三部曲

- 想到死亡，没有计划、企图或行为
- 有计划的自杀观念，但没有企图或行为
- 潜在致命性的自杀企图，或者带有强烈企图的持续性自杀观念，或者自杀预演

（3）对自杀的询问

- 你最近是否想过自杀？
- 经常吗？
- 你是否尽管没打算去想，但却控制不住？
- 自杀的想法会涌入你的脑海吗？
- 你能抛开这些想法吗？
- 对于如何去做，你是否有具体的想法或计划呢？

（4）自杀的危险因素和保护性因素

自杀的危险因素和保护性因素见表 2.3.8。

表 2.3.8　自杀的危险因素和保护性因素

危险因素	保护性因素
- 自杀行为 - 当前/既往精神障碍 - 关键症状（快感缺乏，易冲动，无望感，焦虑/惊恐，失眠，命令性幻听） - 家族史 - 应激源（重大意义的丧失、失业、经济困难、诉讼） - 合并躯体疾病（慢性疾病、疼痛、终末期疾病） - 治疗改变 - 能获取武器	*内因* 　- 应对压力的能力 　- 宗教信仰 　- 挫折耐受力 *外因* 　- 对孩子和所爱的责任 　- 积极的治疗关系 　- 社会支持

探索危险因素和保护性因素

- 你做好准备了吗？
- 有哪些因素促使你活下去？
- 你和什么人讨论过你的自杀企图吗？
- 你尝试过自杀吗？
- 你的家人、朋友或认识的人，曾自杀身亡过吗？

四、沟通、不自杀协议和转诊策略

> **案例**
> 女性，54 岁，因食欲下降、消瘦、失眠 2 个月入院。最近 2 天来患者拒绝进食，被家人带到医院。经过最初的犹豫，这位体重明显下降的女士谈到，最近自己太难受了，全身都不舒服，还查不到原因，感到非常绝望，不想活下去了。

自杀个体的心理状态往往极为脆弱，对于亲近者的态度过度敏感。因此，亲近者需注意并认真对待他们的自杀沟通。医生需要告知患者周围的人，并对他们进行教育，教会他们如何应对患者，如何让患者平静下来而不是让情况变得更糟糕。

因此，在与存在自杀风险的患者沟通前，应注意：

- 营造温暖、友好的氛围；
- 保持眼神交流；
- 仔细倾听、观察。

> 医生：您好，我能坐下来吗？
> 患者：可以。
> 医生：我是心理医学科的张医生，您的主管医生邀请我过来，可以与您聊一聊吗？
> 患者：可以。
> 医生：能和我聊聊最近有什么不舒服吗？
> 患者：（停顿）我不想来，是我的家人把我送来的。
> 医生：怎么了？能多说一些吗？
> 患者：我拒绝吃饭，他们吓坏了。
> 医生：怎么了？
> 患者：太难受了！不知道该怎么熬下去……

敞开心扉地讨论自杀是很重要的。如果患者感到这是个禁忌的话题，其自杀观念会不加限制和不被质疑地继续存在于他们的生活中。相反，和患者一起坐下来，认真对待他/她，并讨论这些事情，这会传达给患者一种被重视的感觉，而这是他平时周围的环境中感受不到的。在谈话过程中保持共情和支持非常重要。

> 医生：您很难受。
> 患者：是的。
> 医生：可以具体谈一谈吗？
> 患者：最近 2 个月来，太难受了，吃不下饭，吃一点就恶心、难受、腹胀，全身疼痛，没有力气，干什么都觉得力不从心。还有严重的失眠，想睡睡不着，好不容易睡着了，过 1~2 个小时就醒了。醒后全身出汗，难受，太煎熬了！

医生：听起来这段时间真的很难受！

患者：也看过病了，但做什么检查都是正常的，现在我都怕看病了，不知道怎么与医生描述我的难受劲！生活就是痛苦，我现在对老伴和孩子们来说就是一个负担。生活不能自理，还需要他们来照顾我。这样活下去还有什么意义！

医生：现在身体特别难受、还查不出原因！

患者：是的。

医生：这让你感到绝望、痛苦。

患者：是的。

在进一步的交谈中，医生应维护患者的隐私，避免与患者发生争执，并保持稳定而有逻辑性的交谈内容，进一步深入了解患者的体验与想法，以便患者获得更多更全面的信息。

医生：想过自杀吗？

患者：想过。

医生：怎么想的？

患者：太累、太难受了，死亡对我、对家里人来说都是一种解脱。

医生：经常有这样的想法吗？

患者：是的，当好不容易睡着觉，没多久又醒了的时候，觉得太难受了，实在熬不下去了。

医生：你是否尽管没有打算去想，但却控制不住？

患者：是的，凌晨的时候这种想法怎么也控制不住。

医生：您能抛开这些想法吗？

患者：挺难的，想起来就停不下来。

医生：我理解，确实挺折磨的。对于如何去做，您是否有具体的计划和想法？

患者：想了不少，挺难的，别的办法太吓人了。也许不吃饭，这样下去是一种解脱。

医生：确实挺难的！

患者：是的，老伴和儿子这么难过，天天求我，我也不知道怎么办。

医生：怎么了？

患者：我不知道这样是不是太自私了，如果我就这样死了，别人会怎么看我的老伴和孩子？

医生应该利用患者不采取行动/矛盾的理由作为起点，去强化他/她生存下去的意愿。并一起讨论当他/她陷入无助绝望时可以寻求帮助的方式。

医生：听您的主管医生说，你还是愿意住院治疗一段时间的。

患者：是的。

医生：在住院期间，您还会拒绝进食吗？

患者：（犹豫）我可能不会这样做了，我不知道。

> 医生：所以我对您的状态挺担心的。
>
> 患者：为什么？
>
> 医生：我很担心你的身体以及心理状况。

可以和患者共同协商治疗方案，并制定"不自杀口头协议"。此外，告知患者亲属，强调家属监护和防范自杀的必要性。

> 医生：我理解您这样做，是希望解除您和家人的痛苦。但是，如您所说，您真的通过自杀身亡，会给家人带来骂名，而且对他们的影响不仅仅如此，给他们带来的伤害是巨大的。事实上，您现在的这种状态是可以治疗的，如果您愿意。
>
> 患者：如何治疗？
>
> 医生：首先，您需要尽您所能，尽可能进食，如果实在不行，您的主管医生会帮您输液以满足您的基本营养所需。
>
> 患者：好的，我愿意。
>
> 医生：另外我会给您用一些药物，帮助您改善目前的状态。
>
> 患者：有这样的药吗？
>
> 医生：是的！
>
> 患者：好吧，既然来医院了，你们想怎么样就怎么样吧。
>
> 医生：另外，咱们之间要达成一个协议
>
> 患者：什么协议？
>
> 医生：协议是：在下一次与我会面之前，如果你感到煎熬、无法坚持下去的时候，您首先同家里人聊一聊，并对家人说"我感到太难受了，你能否和我聊聊"；如果您的朋友家人帮不上您，请您通过您的主管医生，找我随诊。
>
> 患者：好的，我同意。

综上所述，自杀是一个复杂的精神科问题，背后可能有明显的精神障碍，甚至是多种精神障碍，抑郁是其中最为常见的病因。转诊时要特别注意强调，转诊是为了获取更有效的帮助，是非精神科与精神科医生合作的一种形式。对于紧急的案例，一定要强调尽快就诊，直接使用"现在""今天""立刻"这样的词汇敦促患者和家属。

五、涉及自杀问题医疗访谈的技术框架及技能检查表

涉及自杀问题医疗访谈的技术框架及技能检查表见表2.3.9。

表2.3.9　涉及自杀问题医疗访谈的技术框架及技能检查表

第一步：建立关系	否	部分	是
● 眼神接触、倾听、发现言语/非言语线索、总结			
● 共情：非评判性、对存在的问题保持中立、避免争论			
第二步：对自杀进行询问			
● 你最近是否想过自杀？			
● 经常吗？			
● 你是否尽管没打算去想，但却控制不住？			
● 自杀的想法会涌入你的脑海吗？			
● 你能抛开这些想法吗？			
● 对于如何去做，你是否有具体的想法或计划呢？			
第三步：探索危险因素和保护性因素			
● 你做好准备了吗？			
● 有哪些因素促使你活下去？			
● 你和什么人讨论过你的自杀企图吗？			
● 你尝试过自杀吗？			
● 你的家人、朋友，或认识的人，曾自杀身亡过吗？			
第四步：和患者共同协商治疗方案，并制定"不自杀协议"			
● 提供信息使患者能够进行知情决策			
● 患者承诺在下次会面前，无论发生什么，都不会自杀			

六、标准化案例脚本

对患者的提示：李女士

患者的描述：你是一个53岁的公司职员，你最近2个月来心情不好、耳鸣、心烦、失眠，在神经内科医生建议下来诊。

现病史：2月前开始耳鸣、头晕，持续性，影响睡眠，入睡困难、一个晚上只能睡3~4个小时，凌晨2~3时醒来。上午特别难受、什么也不想干，下午头晕稍好一些，能勉强下地活动，但特别累、疲劳。

既往史：10年前有过类似发作，当时无法工作，没有接受规范的治疗，持续2~3年逐渐好转。

社会情况：你是一个53岁的公司职员，平时开朗、享受生活，喜欢购物、美食、锻炼。儿子在国外工作，与您关系良好，你们经常视频联系。

家庭情况：丈夫很关心你的健康，但是有时候面对你的情况感到束手无策，不知道怎么帮你。每次看病都是他陪着来的。

幕后指导：

当医生以非评判的态度向你询问自杀的问题时，你承认自己想死，想过多种方法，如服用安眠药、跳楼等，曾在高楼上徘徊，但未能下定决心。这种状态在凌晨最明显，上午好一些。当医生问你除了药物之外，你还做了什么，你会回答，我做得真不怎么样，我应该接受一场停止所有我享受事情的演讲。

如果医生表示，你可以做什么完全取决于自己时，愿意与医生讨论健康的问题。

在心肌梗死住院期间，你认真思考过自己可以进行的改变。你喜欢自己的工作、希望陪伴儿子成长，甚至有一天能看到孙子、孙女。

如果医生询问你愿意做什么改变，自己愿意选择锻炼。你已经在家尝试了散步，但每次只走一会儿，就觉得胸口不舒服，担心对心脏不好，所以散步的时间很短；而且感觉散步挺累的，也担心走多了对膝关节不好。

开场白："医生您好，我最近一直坚持服药。"

参 考 文 献

1. Stern TA，et al. Massachusetts General Hospital handbook of general hospital psychiatry[M]. Saunders，2010.

2. 魏镜，史丽丽主编. 综合医院精神卫生通用技能[M]. 北京：中华医学电子音像出版社，2018.

3. American Foundation for Suicide Prevention. Risk Factors and Warning Signs. https://afsp.org/about-suicide/risk-factors-and-warning-signs. 访问日期：2018 年 12 月 3 日.

4. 赵晓晖，李涛，洪霞，等. 急诊科为自杀未遂患者提供精神卫生服务的障碍[J]. 中华医学杂志，2015，95（23），1833-1836.

5. 李涛，赵晓晖，洪霞，等. 综合医院精神科紧急会诊的特点[J]. 中华急诊医学杂志，2013，22（8），873-876.

第五节　应对愤怒情绪的沟通技能

在临床实践中，应注意防范暴力风险。这些风险有可能演变成难以处理的纠纷和诉讼，给临床工作造成极大的困扰。早期识别与尽力防范是基本的指导原则。绝大多数造成后果的暴力事件都或多或少地有预兆征象，有些还具有规律性的早期表现。通过仔细谨慎地评估，有组织地采取系统措施来减少或避免伤害和损失，以最大可能将风险扼杀在摇篮里。一旦潜在的风险变成现实，就比较难以处理了。

在现实世界中，可能会有突发的暴力事件，而对于医疗场所，我们宁愿认为它是现实世界的避难所。然而，有时事实远非如此。越来越多的医护人员遭到患者的人身攻击或谩骂。暴力行为发生的直接原因是患者对我们所做的事情（或者忘记做的事情）感到气愤，例如：让一位患者一直等待。也可能因为患者感到害怕和无助，或者因为听到坏消息，而大发脾气。无论出于什么原因，医生的沟通技能将受到严峻的考验，无论是被人殴打还是消除威胁，在很大程度上往往取决于医生的一言一行。

一、愤怒的心理学

1. 导致愤怒的原因

愤怒是人的基本情绪之一，是正常的心理生理反应，但是愤怒时伴随的冲动行为可能产生破坏性后果。愤怒往往不是我们在某种刺激下首先反应出来的情绪——它通常会出现在伤心、失望、难为情、受屈辱、被拒绝或者尴尬等感受之后。现实生活中，愤怒经常来自于那些让我们感到不公平的事，也常出现在期望落空和遭遇挫折时。

在临床工作中，会有很多因素导致患者的愤怒。

- 事实冲突：双方对某些事实的认识不一致。比如患者认为药物太贵，而医生认为并不贵；
- 关系冲突：对待另一方的态度不能使之满意；
- 价值观的冲突：医生认为对的事患者不同意；
- 资源冲突：资源有限，不能满足所有需求；
- 历史事件引发的冲突：以往就医经历中的不愉快；
- 系统性冲突：双方以外的因素，如患者的客观经济条件、国家和地区的医疗保险政策等。

2. 识别愤怒

愤怒的患者通常具有四个方面的特征：①情绪化；②对治疗和服务不满意；③带有敌意的认知和想象；④带有攻击性的言语和行为。医生在与愤怒的患者沟通时，应针对这几方面的特征采取有效的沟通策略。

> 学会识别愤怒的迹象，可以缓解局面、避免情绪失控：
> - 讲话（音量提高、语速加快或沉默不语）
> - 面部表情（发生改变、满脸通红、没有目光接触）
> - 举止（不耐烦或不配合）
> - 身体语言（肢体紧绷、动作突然或幅度加大）

3. 愤怒的敌意曲线

每隔一段时间，医生都会遇到一些愤怒的、自我防御的人。陷入他人猛烈抨击的感觉常常会激起争斗或逃跑反应，或激起被动或攻击的行为。自我受到刺激就会进行自我防御，陷入恐惧就会逃跑。

当一个充满敌意和愤怒之人生气时，可以用类似于图 2.3.3 所描述的模型来预测其反应过程。

愤怒的情绪往往是逐渐升高的，绝大多数人在大多数情况下都会有意识地控制自己的情绪。

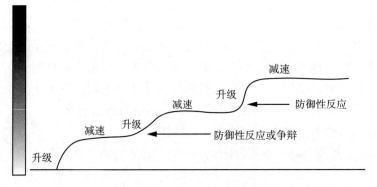

图 2.3.3　愤怒/敌意升级模式

举例：

　　女朋友过生日，你没送生日礼物，多数女生可能先是没有好脸色，或者对你爱答不理。如果你处理得当，（比如，首先诚恳的、反复的道歉，并承认对方的情绪完全可以理解），慢慢地，对方的气可能就消了。然后，你可以试着说最近自己很忙，老板安排了很多的工作，觉都没得睡，饭都没得吃。这样一来，或许对方不仅不生气，还开始自责："你都这么不容易了，我还为这点事情和你生气。"最后可能事情就解决了。

　　但是，如果你首先强调女朋友的不高兴是完全没有道理的，其次强调自己事出有因，这时候你可能会发现，你的那些辛苦和不容易也很难被女朋友理解。在临床上，往往也是这样的。

　　当你与一个正在发怒的人争执时，争执只会火上浇油，使他的愤怒程度不断升级，在更高的水平上爆发。同样的，如果你打断愤怒之人的话并想说服他变得理性一点，类似的情况也会发生。

　　此外，愤怒的爆发是迅猛的，但是愤怒的消失却是逐步的。就像地震一样，第一波"地震"后很可能还有诸多"余震"，直到"地壳稳定"。

二、应对愤怒情绪的基本原则

　　在之前的讨论中，我们已经学会，当其他人情感爆发时，我们要积极地倾听，这是最为有效的、坚定自信的反应模式。应对愤怒之人也是如此。积极倾听，可以帮助人们宣泄脾气背后的心理能量。当愤怒的人正处于非理性阶段时，最好的方法就是等待和积极地倾听，什么也不要说。待其精疲力尽时，医生再说些能够证明自己在倾听他的抱怨的话，并说些支持性的话，例如："如果同样的事情发生在我身上，我也会很生气"，或"我能理解这对你来说是很痛苦的经历。"

支持并不是要求医生赞同愤怒患者的意见，只是医生要求简单地倾听患者的抱怨。这样做最终有助于缓和情绪的激化，患者也会变得平静。通常，患者也会为自己失去理智而道歉。此时，为患者保全面子非常重要。医生可以把患者带到私密的地方，然后用沟通的技能帮助他。

人们最需要的是获得认可与理解。积极倾听有助于医生保持中立和提供治疗性反应，有助于在相互交流过程中产生积极结果。一旦患者情绪平复，医生就可以提出自己坚定自信的观点，并与患者一起来解决问题。

接下来，用我们的语言去化解愤怒和避免攻击事件的发生，并减少对包括患者在内的每个人的伤害。不要反驳患者，也不要表现出任何威胁性的举止；通常这只会使问题更糟。首要任务是建立一种平和的气氛，一边在没有暴力威胁的情况下，进行正常的活动。当遇到愤怒的患者的时候，最好的建议是停下手头的事情，思考一下应对措施。应当遵循有助于减少暴力威胁的措施（图 2.3.4）。

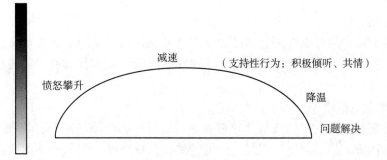

图 2.3.4 愤怒曲线

应对愤怒患者的误区：

> 误区一：强调专业知识，告诉患者他是错的
> - 不能解决问题
> - 引发患者进一步不满
> 误区二：识别和指出社会心理因素
> - 冲突不可能仅仅因为对患者的社会心理行为保持敏感而解决

应对愤怒患者的原则：

> - 患者是否激动、焦躁不安或随时爆发？患者的行为传达了什么信息？
> - 向患者表现出交谈和倾听的意愿，承认患者的愤怒和烦恼。即使患者似乎表现出恐惧和焦虑的情绪，也不要反复向他/她解释其行为是恐惧和焦虑情绪。
> - 保持安全的距离：既不要太近，也不要太远。

- 切忌：打断患者发泄愤怒；警告一个正在咒骂的人注意用词；以任何方式威胁患者。
- 使用开放式问题而非封闭式问题。鼓励患者交谈：交谈总比暴力行为好。
- 不要做出不能实现的承诺，做出的承诺要合理、真诚。
- 让患者感到他们有多种选择：人们在感到没有什么选择时，往往会表现出攻击性。
- 不要站在患者的背后与之交谈：这可能被认为是一种威胁，令人不安。
- 不要试图触碰患者：任何动作都可能被认为是威胁。
- 不要挡住患者的路：确保患者有离开的路线。
- 在讲话中不要进行人身攻击，这会使你显得具有攻击性或极力为自己辩护，从而使暴力升级。
- 在事件结束前，决不能放松警惕。疲劳或感觉争论已经结束，可能会使问题又变得严重起来。

1. 环境安排

只要条件允许，尽可能将愤怒的患者或患者家属带到一个独立而安静的房间内，双方落座，最好保持一定的角度，不要面对面。这样既可以使双方都具有平等的感觉，又便于回避正面的冲突。

2. 稳定患者的情绪

当患者愤怒情绪爆发时，情绪会异常激动。他们可能会怒气冲冲、暴跳如雷、横眉冷对。这个时候医务人员必须要管理好自己的情绪，保持冷静，使用平和的语言和冷静真诚的语调。

如果是你自己的言语或行为激起了患者的愤怒，给对方情绪有效降温的方法是采用幽默的方法示弱，比如："怎么？生我气了！抱歉……"

3. 倾听患者的抱怨，弄清问题所在

让患者把憋在肚子里的话讲出来，把积压在胸中的情绪发泄出来，倾听是最好的策略。当患者还没有将事情全部述说完毕之前，不要中途打断，也不要进行辩解，否则只会刺激患者一方的情绪。如果能让患者把要说的话及时表达出来，往往可以使对方有一种较为放松的感觉，心情上也转向平稳。

医务人员要仔细倾听患者抱怨的原因，确认问题所在。要认真了解事情的每一个细节，然后确认问题的症结所在。最好用纸笔将问题的重点记录下来，对于没有弄清的问题，在患者将事情说完之后，进行询问。

4. 处理情绪

情绪得到宣泄和被理解是消除愤怒的重要一步，也是针对患者愤怒情绪的最有效的反应。共情代表着医务人员对患者需求和体验的理解、对患者立场和价值观念的接纳，也代表着医务人员与患者的感情同在。面对一名愤怒的患者，在某种程度上你得让这个生气的人知道：你听到、看到并理解他的感受。在他停止愤怒前，医务人员需要努力了解患者的需求和愿望，给予共情。

5. 分析与解释问题

很多时候，患者愤怒的起因来自于前期的缺乏沟通或沟通不畅，结果都是患者不理解、甚至曲解了医务人员所做的工作。在这种情况下，要针对患者所抱怨的问题耐心地进行分析和解释。如果是因为客观原因造成的问题（比如床位少，医务人员工作量大，造成了拖延和等待），在解释过程中要积极寻求患者及其家属的理解。如果是因为医务人员的态度、技术、服务等带来的问题，就要向患者道歉并尽快改善。

6. 向患者致歉

不论引起患者抱怨的责任是否属于医院，无论问题是客观性的还是主观性的，如果能够诚心地向患者道歉，并对患者提出的问题表示感谢，都可以让患者感到自己受到了重视，其火气会因此减小。

SORRY 法

致歉过程中的五个要素：

- Speedy—及时。要向患者及时表达歉意，拖延会引发双方关系破裂；
- Open—坦诚。诚恳的态度是表达歉意的基础，没有人会接受不真诚的道歉；
- Relevant—易懂。要使用简明的语言，不要过多使用术语，否则对方会有被要弄的感觉；
- Responsive——充满建设性。要提出建设性的改进措施尽量减少伤害；
- Yours—敢于承担责任。推卸责任解决不了任何问题。

---

7. 了解与回应患者的期望

患者抱怨的目的是什么？有什么期望？这些都是医生在提出解决方案前必须考虑的。

在沟通中通过倾听，必要时直接询问"您的要求是什么？"或"您希望得到的是什么？"，以清楚地了解患者的期望，并且告诉患者"我明白您的要求了。"

8. 澄清角色和关系，提供计划

向患者澄清自己的职业角色和在事件中的地位，提供切实的解决方案，并与患者在解决方案上达成共识。

患者的有些期望可以由医生立即处理，有些期望是医务人员无法处理的。遇到无法处理的情况应该及时向医院管理人员报告。让具有决定权的人员去解决。如果让患者久等之后还不能得到回应，患者又会回到愤怒的情绪中，为平息患者怒气所做的努力都会前功尽弃。

三、CALM 模型

CALM 模型是一种渐进的模型，用于缓和容易发生冲突的讨论。通常，需要按照由低到高的顺序逐步进行。CALM 模型是由英文 Contact（接触）、Appoint（约定）、Look ahead

（计划）、Make a decision（决策）4 个单次和词组首字的缩写组合而成，意味着"平静下来"、降低攻击性。医师在其临床工作中可能会遇到一些紧急的情况。例如遇到一名因等待检查时间过长而非常愤怒的患者，他可能一见到医师后立刻抱怨起来，甚至威胁要进行投诉。此时，如何处理这种情况以及与具有攻击性、非常愤怒的患者建立相互信任的医患关系就变得尤为重要。

CALM 模型包括金字塔形的 4 个步骤。

- Ⅰ接触：建立关系，保持镇静，如果合适可要求重复；
- Ⅱ点明：对于患者的愤怒、激动和失望做出合适的反应；
- Ⅲ计划：共同作出决定；
- Ⅳ决策：依照决定，付诸行动。

低阶（Ⅰ和Ⅱ）的技术有助于维护或增强医患关系，而高阶（Ⅲ和Ⅳ）的技术可以帮助医患最终达成和解与共识。如果不能够熟练地完成各个步骤，则很难实现金字塔顶端的任务。通常，在第一个阶段就可以建立建设性的工作关系。在某些情况下，可能较低的阶段是不必要的，则可直接在第三或第四阶段开始。以上阶段都须在医生的指导下进行。

1. 接触

第一阶段的目的是保持与患者的接触，尽管患者的行为有攻击性或有其他的不当。在这样做的过程中，重要的是要保持发展的方向，保持冷静和客观。最初的冒犯应该被允许，视其为迎面而来的汹涌波涛，不必压制。医生应接受这样一个事实：患者处境困难，否则她/他不会以这种不适当的方式行事，可能会对你提出尖锐的指责，但是最初的焦点应该放在患者的处境上，而不是为自己找借口。肢体语言对于允许攻击性的激增尤为重要。一种放松的镇静和面部表情，再加上一种友好的接触，可以使这种情况平静下来。这为承认可能的错误提供了设置。应该向患者强调的是，他的顾虑是可以理解的，并会被认真考虑。应尽可能地解释导致患者不快的原因。在大多数情况下，这些程序足以平息局势。如果不行，请进入第二阶段。

2. 点明

第二阶段的目的是直接说出所观察到的情绪。愤怒、沮丧、失望都是可以直接描述的。作为第一步，用几句话来形容他们就足够了（"你很生气"），通常，直接处理情绪会导致后者的暂时恶化。但是，你应该意识到这一点，并且"忽略它"。然后，情绪的程度将会迅速下降。情绪通常是由恐惧或忧虑所致。无法解释的愤怒变成了可理解的忧虑，不合理的要求揭示了潜在的恐惧。在极少数情况下，患者拒绝在这一水平上进行合作。如果发生这种情况，您将不得不寻找共同的基础来进行协作。

3. 计划

如果患者还没有平静下来，本阶段的目的是强调医生和患者之间的职业关系。这个阶段是关于如何进行协作的，关键是让患者意识到共同的目标，并确保他/她的沮丧能得到支持。然而，限制是具体的，游戏规则是基于协作将继续进行。毫无怨言，这是很重要的。如果临床医生仍然过于沮丧，那么游戏规则的沟通就会迅速变成一种隐藏的攻击，从而进一步加剧事态的升级。

4. 决策

在这一阶段，患者将会得到一个"合同"，他可能会，也可能不会签署。没有其他的提议会被放在谈判桌上。事实上，患者被告知这些是唯一的选择，否则他将不得不另寻医生。因此，患者需要对后续治疗计划作出自己决定。达到这个阶段意味着事态的升级已经发展到了一个高级阶段。对于患者来说这是很困难的。患者要意识到并接受这样的事实，即临床医生已经不再关注他提出的指控和要求的内容，而是在等待一个决定。因此，为患者提供思考的时间，散步或睡觉是很有帮助的。很有可能，临床医生需要几次尝试才能使患者意识到临床医生对让他/她所做的决定是认真的。在这种情况下，需要有礼貌的决心和耐心来重复对这个决定的期望，直至最终被患者接受。

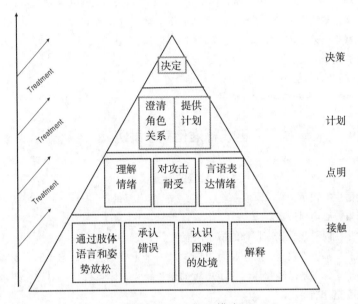

图 2.3.5　CALM 模式

> **案例：**
>
> 　　患者："这是怎么一回事！你们的负责人呢？我要去找你们的院长！"
>
> 　　医生："您好，我就是这里的负责医生，我叫……您怎么称呼？您有什么不满意的事情吗？"
>
> 　　患者："我姓张，住10床，你是负责的医生？为什么我在这里住了一周了，而我的胃镜检查还不能做？你们到底要我等到什么时候！我要去投诉你们！"
>
> 　　医生："嗯，原来是这样。"
>
> 　　患者："你们怎么能让一个患者为了一个检查等上这么久！"
>
> 　　医生："看来这个检查对你很重要。"
>
> 　　患者："当然！……"

此时，患者开始诉说自己的病情，他是因为不明原因的腹部疼痛而入院的，他的主治医生答应为他预约胃镜检查并及时一同讨论检查结果。在此阶段，医生要注意自己的姿势和语气，在理解患者困境和担忧的基础上承认过失，并尝试进行解释。接下来，就要对患者的情绪进行反馈，耐受患者的攻击，澄清相互之间的角色关系和目的，争取协商的一致性。

医师："好的，我明白了，这样的等待确实不好受。"

患者："确实是这样，不信你可以自己试试看。"

医师："让您等候这么久，实在是抱歉。"

患者："抱歉！抱歉有用吗？你们打算怎么解决，解决的不好，我还是要投诉！"

医师："张先生，我能理解，您来这里是为了解决您的胃部疼痛的。我们的检查比较多，这会导致预约胃镜的时间比较长。我会立刻和相关的科室以及您的主管医生联系，看看有什么办法可以帮您提前，我会在今天下午把结果回复给您，您看这样是否可行？"

患者："这还差不多，那我就等你的消息了。"

四、标准化教学案例

教授的患者

对医生的提示：

场景：心内科诊室。

你是在内科接受临床培训的博士研究生。

你的导师，徐教授，必须临时出国参加一个重要的会议，把她的患者廖先生临时转给了你。她已经和你讨论了患者的检查结果，你觉得自己对这个患者的病情已经有充分准备了。

廖先生，一位成功的生意人，53岁，冠心病。4周前发生前壁心肌梗死，目前有稳定性心绞痛。一周前进行的冠脉造影显示三支病变。他这次期待找到徐教授，并和她讨论最近做的冠脉造影的结果。

你的任务：向患者解释今天的特殊情况，并处理他的情绪。

开场白："你好，廖先生，……"

对患者的提示：廖先生，53岁

患者的情况：心内科的主任徐教授本人一直在给你看病，并预约你今天来看病。你开车200公里到北京，找徐教授复诊。在这里，一位年轻医生——徐教授的博士生接待了你，这位医生告诉你说："徐教授临时出国参加一个重要的会议，让我代替她和你会面。"

现病史：4周前发生前壁心肌梗死，目前，你在活动量大时会出现反复心前区疼痛。有稳定性心绞痛。一周前进行的冠脉造影。

个人史：你是一位积极进取的生意人，拥有一家规模不大的企业，做外贸进出口生意，事业上还算成功。已婚，女儿 19 岁，在国外读书。你平时不吸烟，应酬时会饮酒，有时饮酒量超过半斤。

既往病史：没有其他重大疾病。

家族病史：父亲高血压，母亲死于肺癌。

你的情感反应：一开始，你无法相信徐教授不在，因为你和她的关系一直很友好，并且相互信任。除了难以置信以外，你感到失望，恼怒。你开始抱怨科室的安排不当，并威胁说要告到院方。

在矛盾稍微缓和一点后，你开始向年轻医生发难，问他是不是有行医资质的医生："我可不会随便被一个穿着白大衣的人呼来喝去。"你还威胁说："你们这么做会要承担后果的。"

五、与愤怒不满的患者的沟通技能检查表

对 CALM 模型的总结

C-contact

通过肢体语言使自己和对方放松

- 关切的目光
- 身体姿态放松
- 平和、镇静的语调
- 语速略慢、吐字清晰
- 双方落座、视线在同一水平

倾听以了解问题

- 究竟发生了什么？
- 什么让对方愤怒？
- 他/她的需求是什么？
- 鼓励对方讲述感受和想法

承认事实及道歉

- 承认事实
- 对过失道歉
  □ 正式地
  □ 针对性地

解释

- 给予必要的解释

A-appoint

应对情绪

- 对于患者的愤怒、失望和激动做出适当的反应
- 耐受攻击

- 自我情绪管理
  - □ 避免防御性反应：指责、争辩、冷落、恐惧……
- 理解情绪
  - □ 描述情绪"看起来这件事让您非常生气。"

L-look ahead & M-make a decision

计划和决策

- 澄清角色和关系
- 提供解决方案，共同作出决定
- 按照共同协商的方案实施计划

参 考 文 献

1. 吴文源，主编. 心身医学基本技能[M]. 同济大学出版社，2009.
2. Rollinick S，等，著. 医务工作者动机访谈——促进健康行为的改变[M]. 洪霞，魏镜译. 北京：中国轻工业出版社，2015.
3. 佐藤绫子著. 医师接诊艺术[M]. 毕玺译. 北京：东方出版社，2015.
4. Lloyd M，Bor R. 医学沟通技能[M]. 钟照华译. 北京：北京大学医学出版社，2013.

第六节　促进动机与行为的沟通技能

一、临床中常见的治疗动机问题

患者罹患各种疾病时，常常需要进行行为管理与行为改变。例如，一名 56 岁的男性，因为左侧肢体无力就诊，经头颅影像学检查证实为右侧大脑半球腔隙性脑梗死，既往有高脂血症、糖尿病病史，吸烟 30 余年，20 支/天。为了预防再次卒中发作，需要进行饮食控制、规律运动、戒烟，同时服用降脂药、降糖药和阿司匹林。

这是临床中经常遇到的情况，医师根据患者的病情，要求他们进行健康行为改变。对这个患者，他面临的挑战是什么？一方面，患者非常清楚，如果不这么做，自己将会面临再次卒中、甚至瘫痪的风险，进而生活不能自理、需要被人照顾。这不是他希望看到的。另一方面，他已经习惯了现有的生活方式，改变对他来说并不容易。他是一个刚退休的工人，有 20 余年的吸烟史。饮食方面，喜欢吃肉类食品、不喜欢吃蔬菜。平素除了打牌外没有别的爱好，他的牌友也大多吸烟。从年轻时就不喜欢运动。随着体重的逐年增加，他觉得一动就累得慌。当听到医生给予的医嘱时，他的内心是矛盾的：

"我需要减重，但我不喜欢锻炼！"

"我需要戒烟，但不吸烟太难了！"

"我需要改变饮食结构，但不吃肉太难受了，生活还有什么乐趣可言？"

这时，患者就会被这样的矛盾心理困住。他想了很多，但两方面的矛盾几乎将思考的作用抵消了，因此患者几乎什么也没做、没有什么行为改变。

当患者再次就诊时，医生对患者目前的行为改变状态感到非常恼火："我已经一再告诉你，你再这样下去是非常危险的，但你还是无动于衷，我实在没有办法帮你了！"在临床工作中，这种情况屡见不鲜。医生面对有矛盾心理的患者时，当他们就不当健康行为对患者进行告诫时，就站在了患者自我矛盾心理的一侧——改变的赞成侧：

"锻炼和减重将降低你脑卒中发生的风险！"

"对你来说，戒烟非常重要！"

"阿司匹林你需要每天吃，否则无法降低卒中风险。"

患者对医生告诫的反应，是矛盾心理的另一侧——改变的反对侧："……您说得对，但是……"这时，患者开始为不改变寻找理由，医生与患者陷入到关于是否需要进行健康行为改变的争论，这与医生的初衷是不一致的。

这时，医生感到非常挫败，认为患者没有改变动机，因此不能为他做些什么。这个假设是错误的。没有人是完全没有动机的。他既然能来到医院，他一定在某种程度上对健康是在意的，医生与患者讨论行为改变的方式在某种程度上能对患者行为改变的动机产生影响。

二、什么是动机访谈？

动机访谈是一种以患者为中心的技术性谈话，让人基于自己的价值观、兴趣与能力，说服自己做出改变。

动机访谈由威廉·米勒（William R. Miller）和斯蒂芬·罗尔尼克（Stephen Rollnick）于1983年在整合了各类咨询理论和技术、特别是卡尔·罗杰斯的来访者中心疗法的基础上提出。人因为什么改变？改变是自然的，治疗性访谈可以促进改变。动机访谈在创始之初，主要用于对酗酒问题的简短干预；随着应用范围的扩展，动机访谈开始用于多种健康问题、（尤其是慢性疾病，如心血管疾病、糖尿病、高血压、艾滋病）的预防与治疗等。已有多个临床试验证实，与常规治疗组相比，动机访谈组的患者更容易参与、坚持和完成治疗，坚持血糖监测并改善血糖控制，增加锻炼及蔬菜、水果的摄入，减少钠盐的摄入，记饮食日记，减少不安全的性行为，改善对药物的依从性等。

当患者需要进行行为改变时，矛盾心理普遍存在而且非常正常。此时需要做的是探索需求（尤其是潜隐的），而不是就患者的需求进行质问。解决矛盾心理可能是行为改变的关键。因此，动机访谈是把"这个人太没有动力！"转为"人总是有动力！""为什么这个人没有动力"转为"这个人对什么有动力？""这个人内心想要什么？"

三、动机访谈的精髓——PACE

合作（partnership）。动机访谈建立在医患协作的伙伴关系基础上。动机访谈主要聚焦于患者需要改变的行为，而患者为中心的技术则是更为宽泛的访谈技能。与医生主导、患者被动跟随不同，这是一种主动合作、医患共同进行临床决策的过程。医患共同决策在健康行为的改变中尤为重要，因为患者是上述改变的最终执行者。

接受（acceptance）。动机访谈时达成的决策可能与理想的结果有所偏离——接受患者有能力、也有权力选择他们的生活方式。医生可以就患者的健康状态进行告知、建议甚至警告，但患者是最终的决策人。认识和鼓励患者自主性，也是促进健康行为改变的关键元素。抵制他人强迫自己、告诉自己要怎么做，这在某种程度上是人的天性。有意思的是，认可患者不改变的权力和自由，有时会让改变成为可能。

同情（compassion）。在动机访谈中，良好的倾听非常重要。临床访谈的一个误区是：仅由医生回答患者提出的问题、并将答案告诉患者。医生确实知道答案，患者寻求帮助是因为医生的专业性。但是，如果到行为改变层面，这一答案很可能就在患者自己那里，需要通过倾听来找到答案。聆听的品质是良好医患关系的关键部分。倾听可确保医生能理解患者、预判行为改变对患者的意义、展示其价值观共情的兴趣等。

共鸣（evocation）。医疗系统常常需要给予患者他们缺乏的东西，这不仅仅是药物处方，还包括知识、洞察力和技能。动机访谈可激活患者自我改变的动机和资源：患者可能没有动机做医生让他们做的事情，但他们有自己的目标、价值与梦想。将患者健康行为的改变与他们真正在意的东西以及与自身价值观和目标联系起来，是动机访谈技能的重要部分。只有在帮助患者深刻理解自己为何要作出改变的基础上才能做到这一点。

四、动机访谈的关键——EFEP

1. 吸引（engaging）患者的注意
以下是吸引的实例：

患者：就是这次我栽了，被逮到了。我承认我确实喝多了。我一喝酒就不自觉地失控，会发生不好的事情。

医生：喝酒失控了，就没什么意思了，反倒成了问题。（矛盾，进行复杂反馈）

患者：可能是吧。但我不喜欢听别人说教。我又不是小孩，对我呼来喝去。

医生：不情愿被呼来喝去的情况下你还是来就医了，这一点挺不错的。（行动，肯定）我该怎么帮你？（关注，开放性提问）

患者：你可以告诉他们，我该做的都会做。

医生：你希望尽全力让法院不打扰你的生活。（持续，复杂反馈）

患者：如果有药物能帮我少喝点酒，我愿意考虑看看。

医生：你有意愿少喝点酒。（需求，简单反馈）

患者：我可以试试。

医生：你愿意少喝酒真心不错。（计划，肯定）

2. 聚焦（focusing）患者关心的话题与进展

在临床上，可能有多个途径可改善患者的健康。那么，由谁来决定今天访谈的话题呢？我们使用"日程设置"来进行简短的讨论，以给予患者最大的决策自由度。医生本人可能有自己特别关心的话题，但如果医生不与患者讨论，直接主导谈话主题，就会丧失了解患者最愿意讨论行为改变的机会。

例如，一名内分泌科医生在糖尿病患者的门诊中：

"好的，你的药物看起来效果不错。现在我能了解你运动的情况吗？有没有锻炼的打算？"

这就是我们所说的草率聚焦。医生没有给患者机会，来思考其他生活方式改变的可能。

另一种形式的草率聚焦，是医生在关于具体行为的讨论中，过快聚焦于行动。我们假设在前面例子中的患者，很愿意讨论运动。医生的问题"考虑过锻炼吗？"包含了对于具体行动即刻的聚焦，这可能对根本没有准备的患者来说是草率的。不妨可以这样问："你对锻炼有什么看法？"这至少让患者有一个机会倾诉开展锻炼时面临的困难。

医生可以首先了解患者的观点和爱好。从患者自己的关注开始也可以增强他们的意愿，然后聆听你的观点。通常，就预防或缓解疾病而言，有一系列的选择可供考虑。威胁健康的行为倾向于聚集在某些个体。患者可以通过在饮食、锻炼、吸烟、酒精使用、药物依从、压力管理、愤怒管理或社会活动等方面，进行有益于健康的改变。指导性问题，伴以倾听，是解决这一问题的关键。

如果医生选择的话题与患者不一致，则宜基于从患者的优先级展开话题。医生可能对允许患者选择话题感到担心，觉得这很冒险，毕竟医生最能知道哪个行为对健康的危害最大。当你觉得患者选择的话题与你关注的话题（如吸烟）相比，不是一个问题时，你能允许以讨论患者选择的话题（如锻炼）结束吗？很多患者听过很多关于吸烟的讨论，但获益很少。如果他们在某一他们关注的领域取得了进步，无论这种改变是如何的不重要，他们已经开始学到如何获得成功的行为改变。在某个领域成功的一小步可以是通向其他领域进步的开始。

以下是聚焦的具体实例：

患者：我想减轻一些体重，医生。夏天要来了，我想穿衣服好看一些。

医生：你准备减体重。（需求，简单反馈）

患者：你上次说的方法我都做了，包括每天运动30分钟，做心肺训练和负重。

医生：能按自己制定的计划去运动，很棒。这周营养计划落实得怎么样呢？（行动，肯定、推进）

患者：挺好的。我现在知道晚上不应该吃哪些食物。

医生：你对减体重不仅有了了解，也做了饮食和运动计划，也在日常生活做了。我们继续谈这两点，也谈一谈饮酒对你健康和体重的影响。愿意吗？（行动，探索推进）

激发（evoking）患者行为改变的决心

人们对改变常常存在矛盾的心理。在某种程度上讲，当这些改变是为了他们"好"时，尤其如此。大多数人想要健康，也愿意为健康做些什么。通常健康行为改变并不令人愉快，甚至是痛苦的：手术后进行锻炼、为依从治疗而忍受药物的副作用、为了减重忍受饥饿。一方面，患者已经知道一些医生考虑到的行为改变，例如增加锻炼、饮食控制或戒烟。另一方面，患者同时也享受目前的现状——久坐不动的生活方式、食用喜欢的肉类食品或吸烟。冲突的动机——同时想和不想——是正常而常见的。思考以下患者声明中的矛盾心理：

"我需要减重，但是锻炼对我来说太困难了。"

"我需要起床，但下地锻炼太疼了。"

"我应当戒烟，但不吸烟太难受了。"

"我打算服药，但是我总是记不住。"

医生的任务是诱导出"改变谈话"，而非来自患者的阻抗。帮助患者进行改变争论的第一步是：当医生听到患者的改变谈话时，有能力识别出来。什么是改变谈话？当医生与患者谈到行为改变时，可能会听到六种不同类型的改变谈话：

期望。改变谈话的第一个场景是期望。包括想、喜欢、希望。以下是期望的声明：

"我希望我能降低我的血糖。"

"我想改善我的情绪。"

"我喜欢关于调整饮食结构的想法。"

患者通过期望声明来告诉人们他们关于改变或维持现状的偏好。

能力。第二种类型的改变谈话是患者对其能力的理解

"我认为我能每天 2 次检测血糖。"

"我可以走路上下班。"

"我可能能减少一点肉类食品的摄入。"

与能力相关的改变谈话，同时也是改变动机强度的信号。"我绝对能"反映的信心强度高于"我很可能能"或"我可能能"。

理由。改变谈话能表达对行为改变的具体理由。

"我确信如果我规律地锻炼，我的体力会好一些。"

"戒烟有利于我孙女的身体健康。"

"我想健康地活着，看着我的孩子长大。"

"抑郁让我无法完成我的工作。"

需求。标志性的动词包括必须、得、应当、需要、可能会等。

"我必须规律地进食。"

"我得恢复一些体力。"

"我真的需要更好地监测血糖。"

承诺。承诺有很多形式。强有力的承诺声明是：

"我将。"

"我承诺。"

"我保证。"

"我准备。"

"我打算。"

但是，较低程度的承诺也是改变进程中的一步：

"我将思考这个问题。"

"我将考虑这个问题。"

"我计划。"

"我希望。"

"我将尝试。"

这些是值得鼓励的有意义的声明。后两者（"我希望"和"我将尝试"）提示了改变的期望，但是对改变的能力尚存有疑虑。

采取行动。医生还会遇到改变谈话的第六种形式，特别是当医生已经多次随访这个患者时。这些声明提示患者尽管还有犹豫，已经朝变化方向采取了一些行动：

"我在这周尝试有三天开始散步。"

"我上周只吃了两顿肉食。"

"我今天少坐了一站公交车、下来走路了。"

这些行动包含了通向改变的、重要的初始行为步骤。应当鼓励这些步骤。

医生在探求患者的改变谈话时，将触及患者的价值观和目标。当医生听到患者讨论他们的期望、能力与需求时，就会了解患者的希望是什么、对他们的意义是什么，这为医生进一步与患者讨论更深入的价值观提供了线索。当患者说："我想健康地看着我的孩子长大时"，他在告诉医生在优先秩序中家庭的位置，这个重要的主题值得进一步探索。更深层次的价值观是改变更强有力的动机。

当同对改变处于矛盾心理的人进行交谈时，医生肯定会听到关于维持现状的争论。医生的常规反应是驳斥它们、与患者进行有效的争论、并让患者向前看。但如前所述，如果医生力主改变，患者就倾向于跑到反对它的一面。当医生进行了非评判性的回应之后，他们通常就能从反感中回来。

以下是启发的对话实例：

患者：我不确定能不能戒烟。

医生：我正想和你谈谈这个。如果打个分，0分是完全没信心，10分是非常有信心，你现在的信心能打几分？（需求，量化）

患者：2分。

医生：2分。为什么并不是1分或者0分？（矛盾，兴趣和能力）

患者：因为我以前也试过几次，戒几天还行，但是彻底戒烟太难了。

医生：过去做过尝试，成功了几天。是否如果能找到延长的方法会很有帮助？让你的信心从2分提高，比方说提高到5分？

患者：如果我妻子不在我身边抽烟的话，应该可以提高。

医生：这回给重要性打打分。你戒烟的重要性打几分？

患者：7分。

医生：为什么这回是7分而不是2分？（需求，价值观）

患者：对孩子不好。我母亲也死于肺癌。我也讨厌抽烟。我真的需要帮助。

计划（planning）：实际行动。

当患者表达了改变的某些意图，应设法使他们的计划具体化。患者何时进行或开始这个改变？患者具体要做什么？患者将如何做？研究显示，当人们用更具体的术语，如什么、何时，以及如何表达他们的意图时，他们更有可能将行为改变进行到底。但是在患者没有准备好时，不要逼迫患者。问题是，什么征象表明现在患者准备、愿意、并能做了呢？

对改变没有做好准备的患者，医生可往回退一步，使用假设性的语言与他们交谈，更不具威胁性。允许他们有更大的自由去展望改变。以下是在假设性语言中使用的开放性问题：

"要作出的决定，你可能需要什么？"

"如果你确实进行了改变，可能的获益是什么？"

"假设你确实决定改变，为了成功你将怎么做？"

"让我们设想一下你确实做了改变，你的生活会有什么不同？"

"如果重要性从 5 增加到 8，你需要什么？"

"事情如果不同会怎样？"

"假设你继续这样下去，再没有任何改变，你认为 5 年内会发生什么？"

以下是计划的具体实例：

医生：你尝试过突然停止吸烟，但并不成功。通常设置中间目标会很有帮助。你的想法呢？

患者：接下去的几天里我少抽点烟。下周来的时候告诉你我少抽了多少。

医生：那我们说得更具体一些。你觉得每天可以减少几根？

患者：不确定。我现在每天 1 包半，也许少抽几根容易一些。你觉得呢？

医生：是的。如果每天都坚持，你想少抽几根？

患者：2 根？我觉得应该能做到。

医生：所以目标是每天少抽 2 根烟。

患者：对，这样可行。你说了积少才成多嘛。这么一想，5 天能少抽 10 根烟，相当于半包了！

医生：那我们就按这个计划走。下周见面看看计划执行得如何。

五、动机访谈的技术框架

动机访谈的技术框架见表 2.3.10。

表 2.3.10　动机访谈的技术框架

第一步：澄清患者对问题的看法
1. 建立关系：眼神接触、倾听、发现言语非言语线索、总结
2. 共情：非评判性、对存在的问题保持中立、避免争论
3. 找出患者的问题清单：根据优先性列出问题
第二步：面对患者的矛盾心理
1. 如果患者的观点与你的临床观点相左，不要与患者争论
2. 对患者面临的挑战共情
3. 对他们所做的努力予以正性反馈、支持自我效能
4. 强调不一致、矛盾之处

第三步：检查改变/不改变的理由
1. 对改变的困难表达共情
2. 列出改变的好处与坏处，要同时看改变/不改变的理由
第四步：促进决策
1. 提供信息使患者能够进行知情决策
2. 要求反馈：患者对以上信息的想法、他们还需要什么
3. 将决策的责任交给患者——"这取决于你……这是你的决定"
4. 帮助患者准备改变：你需要做什么？你需要我们能给予你什么样的支持/帮助？什么将阻止你这么做？你能如何应对？
5. 帮助患者制定目标：特异、可测量、步步推进、可及

六、疾病行为管理的标准化案例

对患者的提示：马先生

患者的描述：你是一位 25 岁的研究生。两周前这位医生给你诊断了哮喘，医嘱中包括每日吸入较高剂量的激素。并告知如有哮喘急性发作，可以吸入缓解症状的喷雾剂。今天你来找这位医生复诊。

现病史：在过去的两周之内，你共有 3 天忘记吸入激素，有过一次哮喘急性发作，用缓解症状的喷雾剂吸入后，症状得以缓解。

既往史：既往体健。

社会情况：你是理工科研究生，正在准备硕士论文和找工作。女朋友是同学，很担心你的病情。在这次哮喘急性发作时，女友在自己身边。当时她虽然帮自己拿了缓解症状的喷雾剂，但吓得大喊大叫；你自行吸入缓解症状的喷雾剂，事后女友一再敦促自己一定要来看医生。

家庭情况：有一个表姐患狼疮，应用激素治疗后出现典型库欣现象、严重骨质疏松等，生活质量一落千丈。

幕后指导：（当医生问你"过去两周你有没有吸入激素"，你回答"有"。医生追问"是怎么使用的"时，你承认有几天没用激素。如果医生继续询问原因，则可以提到表姐使用激素后的情况，担心自己也像表姐一样。如果医生询问"还有别的想告诉我的吗"，再提到最近几天因为激素的原因手上出现瘀斑，似乎吓到了女朋友，担心女朋友和自己分手。对应用激素这件事情，你知道如果不用激素，自己的哮喘没有办法得到控制，自己此前采用其他方法效果也不好；另外，你也对这样的急性发作挺害怕的）

开场白："医生您好，我来复查。"

对医生的提示：

> **场景**：呼吸内科门诊
>
> 你是一位呼吸科主治大夫。马先生是一位 25 岁的男性，两周前他第一次找你就诊，你给出的诊断是"哮喘"，并开了预防吸入性激素，并告知如有哮喘急性发作，可以吸入缓解症状的喷雾剂。
>
> **任务**：了解马先生的治疗情况，并促使患者依从治疗方案。
>
> **开场白**："马先生您好，过去两周您情况怎么样？"

参 考 文 献

1. 罗尔尼克（Rollnick，S.）等著. 医务工作者动机访谈：促进健康行为的改变[M]. 洪霞，魏镜译. 北京：中国轻工业出版社，2015.
2. Miller WR, Rollnick S 著. 动机式访谈法：帮助人们改变[M]. 郭道寰，王韶宇，江嘉伟译. 上海：华东理工大学出版社，2013.

第四章　须纳入患者家庭的沟通技能

第一节　家庭医学

一、家庭系统及系统人际动力

家庭是多个成员在一起长期生活所组成的一个系统，彼此分享以往和将来共有的亲密和隐私。家庭系统通常包括夫妻（其他伴侣）及亲子关系的代际系统。家庭成员彼此拥有血缘、情感及法律的紧密关联。对任何一位家庭成员而言，家庭对他/她的健康和医疗而言都是重要的影响因素。

家庭这个重要人际系统的动力是复杂的，也是有一定规律的，以下几个基本概念有助于我们对于系统人际动力的理解。

（一）人是其所处情境的产物

个人的行为深受与其他家庭成员互动的影响。在医疗实践中除患者本人的症状和行为以外，其人际环境、家庭、工作、交友、外部文化环境和医疗环境都是与症状和行为相关的因素。例如：患者的主诉变化可能与某一位家庭成员的到来或离开相关、或者可能与面临出院的压力有联系。

（二）互补现象

互补现象指各种关系具有一定互惠的特点。在每种关系中，一个人的行为是和别人密切相关的，如果系统中一个人的行为改变了，其他人的行为自然会受到影响。例如，在夫妻关系中原本妻子在生活上照料丈夫；当妻子患病后，丈夫转而成为家庭中的照料者，给予妻子健康和日常生活的照料。

（三）三角关系

在系统中最直接的关系是两人（方）直接的关系。当两人之间出现不能解决的问题时，系统存在焦虑；两人关系变得不稳定，第三个人的参与能减少两个人之间的焦虑，以维持系统的稳定，两人焦虑分散到三个人的关系中。尽管并非绝对，但人际关系中的问题常常被证实呈现为三角关系。三角关系可以减压，但持续的三角关系也会使冲突在某些方面固化。例如肿瘤患者与家人立场不一致，造成疾病治疗的决策出现困难，家属恳求医生"给患者做思想工作"，如果医生迅速站到家属的角度上试图说服教育患者，很可能无法解决患者和家属之间矛盾，甚至让患者更加反感家属的做法。避免和打破三角关系的关键在于避免站在某人一方，和促进双方的有效沟通。

（四）症状的功能

许多功能性的症状在患者的家庭系统中起到了维系系统表面平衡的作用，同时也使得不良的家庭关系或问题不必直接面对，维系了僵化、不适当的家庭结构。这类症状是维持家庭平衡的稳定器，通常背后隐藏着潜在的矛盾冲突——家庭中的"替罪羊"。例如青少年的功能性呕吐成为一个家庭的主要关注点，父母之间的矛盾暂时处于搁置状态，父母都不必马上面对双方间的问题了。

综上所述，把人放到其所处家庭或社会环境中并加以治疗的系统性观点，已经越来越受到广泛的认可。同样，医疗诊断和干预决策过程中也需要意识到患者是身处于家庭系统中的。

二、家庭医学的历史与发展

家庭医学专业的历史可以追溯到 19 世纪启蒙时期药剂师刚出现的时代。到了 20 世纪，现代医学的培训和执业体系不断进行专科分化，到了 60 年代的美国，家庭医学被正式作为独立于其他专科的一个临床执业类别进行系统培训和认证管理。20 世纪 90 年代，家庭医学在西方进一步发展，成为健康照护的基本保障，而且对于家庭医生的需求也明显增加。我国在 20 世纪 80 年代末从国外系统地引进家庭医学理论，当前正在努力建设全科医学和家庭医学的系统培训和扩大医疗服务规模。

家庭医学（family medicine）是医学的一个分支，它指的是家庭医学的知识、技能以及组成家庭医学的智力基础。家庭医学专业是指为个人和家庭提供连续性的、广泛性的健康照护的专业，它是生物医学、临床医学、心理医学的融合。家庭医学的领域包括对任何年龄、任何性别、每个器官和所有疾病的研究。家庭医学专业包括和扩展了常规的医学专业，它的独特之处在于与家庭相关的医学专业内容。

家庭取向的医生收集这些家人的关系、几代人的健康和疾病的模式、与去世及地理距离远的成员之间的情感连接以及生命周期转变等相关信息，从而能在更大的背景下理解患者。换言之，家庭取向的医生调动起患者的自然支持系统来提升他/她的健康。

生命周期的概念是认为家庭成员在生命过程中经历不同的时期，如恋爱结婚、为人父母、变得衰老等。每一时期都代表着对现存家庭结构组织的潜在威胁，而成功渡过这些时期对家庭成员的成长和发展至关重要。家庭成员所经历的时期可以分为不同阶段，每一阶段都有着特征性表现和标志性问题。某一家庭成员生病时，考虑到家庭所处的发展阶段是很有帮助的。

年轻夫妇的关系是取代原生家庭和建立新家庭体系的过程，而这种关系在其中一人身患严重疾病的时候常常受到威胁。受影响的那个人可能重新回到对原生家庭的依赖和亲密，而原生家庭可能会接过做决定的权责，而未充分纳入其伴侣。

有青少年的家庭，这一时期孩子越来越多与同龄人交往，寻找自己的身份和生活目标时，家庭的主要任务是逐步但果断地和孩子分离。在这种情况下，一个家庭成员的严重疾病很容易使这种分离动力终止或暂停，可以带来退行倾向和依赖-自主性冲突。独立的努力常常伴随着愧疚。

老龄期时，父母间的伴侣关系及父母与成年子女间的互动，在很大程度上取决于青少年时期的问题是如何处理的。对老年期来说，分离的同时感受到亲密感是很重要的。在与患严重疾病的年迈患者一起工作时，常可以发现他们与孙辈孩子的关系是重要的应对资源之一，这种关系与"仍然被需要"的感觉紧密相连。

三、家庭与医疗决策

患者的亲属会显著影响到他的健康和疾病行为以及他与医生和医疗保健体系的互动。因此家庭视角是生物-心理-社会背景下理解疾病的一个重要方面。

家庭是给予支持、提供信息和照料的强大资源，可以在疾病诊治和康复中起到积极作用。如果患者本身未成年、高龄、疾病严重或显著功能障碍，家庭在其医疗过程中尤为重要。例如尽管患者生病，仍体会到被接纳；尽管疾病较重，仍感到有能力为家庭做一些事情；家庭成员通过对话和共同参与活动有了新的共同经历，甚至达到一些新共识；家庭允许表达悲伤和爱，达到新的情感亲密。以家庭为基础的干预措施，往往比只关注个体患者的措施更成功和经济，如针对改变饮食习惯或减少心肺疾病危险因素等的干预。配偶或重要的人对患者的健康习惯比包括医生在内的任何人都更有重要的影响。

疾病不仅对于患者是重大的影响因素，对于家庭及其成员也有着重要的影响。家庭成员会因疾病而面临巨大的负担，包括情感压力、精力投入、体力付出、经济负担等各个层面。尤其当疾病从急性向慢性转变，需要家人持续在家中和医院为患者提供照料，会带给家庭越来越重的负担。家长患严重躯体或精神疾病也会对家长和孩子的关系在很多方面产生影响，并可能对孩子的心理社会发育产生持续性的损害。在患有肿瘤和神经系统疾病的家庭，高达50%的孩子具有适应不良的应对方式。发生疾病时，家庭中可能出现以下应激性问题，如：给予和接受的平衡发生变化，伴侣之间任务分工改变；家庭原有的未解决冲突可能在躯体疾病的压力下变得更加不可调和；原有的家人及配偶关系平衡由于疾病的出现而转变；患者的行为和人格的改变可能让家庭成员感到关系疏远，甚至产生无助、内疚或者愤怒。

在卫生保健体系中，我们与患者和他们的家庭合作，既把家庭当作支持系统和管理疾病的重要资源，又要将其视为是被疾病拖累的系统。

家庭在临床医疗决策中，不仅仅是社会文化背景，更会直接参与到医疗决策当中。尽管尊重个体的自主权是现代医学诊疗的基本原则，但家庭和社会文化对个体的自主存在重要影响，尤其是我国传统儒家文化思想以家庭为核心，重视家庭的利益，患者的自主选择常受到家庭的影响。因此，家庭与患者本人共同参与的临床决策模式可能更为普遍。这就要求我们在医疗决策中能够纳入家庭并与之进行有效沟通。

四、家系图

使用疾病相关的家系图是一种简单而直接的形成家庭诊断和假设的技术。家系图使用符号代表家族中的几代人，它通过明确的代表位置展示出生顺序、死亡、疾病、症状、生活事件等。绘制家系图是家庭疾病史采集中的一个有效方法。

　　医生可以通过如下方法提出绘制家系图的建议："我们已经详细讨论了您的问题。现在我想整体看一下您的家庭里发生的疾病。您告诉我的时候，我将和您一起记下笔记，这样稍后我可以回忆起谁是谁。"通过绘制家系图，也会有很多机会能和患者进入更深层次的讨论。

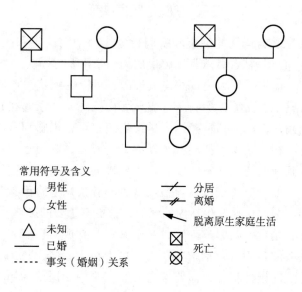

常用符号及含义

□ 男性	／ 分居
○ 女性	╱╱ 离婚
△ 未知	◄ 脱离原生家庭生活
— 已婚	⊠ 死亡
----- 事实（婚姻）关系	⊗ 死亡

表 2.4.1　家系图

　　绘制家系图可以分为三步：

　　● 记录家里所有的人和他们的关系。从作为核心家庭的孩子或夫妻开始绘制，之后添加上祖父母、外祖父母。总体上，应尽可能至少包括三代人。

　　● 第二步，补充家庭历史相关信息：年龄、婚姻、离异、流产、死亡和严重疾病，以及重要的家庭事件。

　　● 最后，可以特别强调家庭成员之间的关系，如紧密联结、冲突等。

　　对于家系图，可以通过以下问题进行绘制，如：

　　"您家里有什么遗传病？"

　　"什么算作疾病？"

　　"谁受到了影响？"

　　"谁照顾患者？"

　　"他/她得到了什么回报？"

　　"您的家庭如何处理疾病和健康？"

　　"死亡原因是什么？"

"您的家人在生病或悲伤时使用什么应对策略?"

……

第二节　与家庭沟通的技能

一、家庭动力和资源评估

评估家庭动力的基本信息来源包括：临床医生与家庭及其家庭成员的直接互动所采集的信息；家庭个别成员对家庭情况的描述；其他来源（如：其他医护人员、其他知情人的侧面信息）等。

在与家庭成员进行面对面交流时这种信息尤为重要。家庭成员之间的空间位置和彼此间互动的方式带来非常丰富的信息。如：当一位家庭成员 A 非常自然地坐在医生对面主动和医生进行交流，而其他成员分坐在他的周围，多为安静地听或者附和，提示这个家庭公认 A 是可以代表全家发言的人，有时 A 可能不是患者的直系亲属，比如是患者的弟弟而非丈夫。

在家庭动力中，不仅是考虑到在场的成员，不在场的人很可能是家中的关键人物。又如：作为家中权威的患者身患重病进入监护病房，几个子女围绕医生落座，你一言我一语，对于医疗问题都显得不知所措，需要问很多问题，再私下彼此交流、充分讨论，而后又问出新一轮的问题，而拿不出答案。这时候，对于家庭而言，可能最重要的问题是"如果是父亲，他的决策会是什么?"

与家庭的沟通需要有意识评估患者和家庭已经拥有的资源，通过发现和积极使用患者和家庭成员本身的潜力、既往的成功经验、家庭本身的资源和应对技能等，使得患者及其家庭在应对疾病的过程中可以从无助的状态转化为自我支持和自我进步。

家庭及其成员的资源包括：知识、时间、才干、物质条件、家庭支持系统的力量、过去的成功经验和经历过痛苦的经验、未来的希望、榜样的力量、积极赋义等。每个家庭都有自身的资源，越是面临重大应激的状态，越是需要发现和使用资源。

和通常意义的家庭心理治疗不同，家庭医疗中虽然也会发现家庭动力的问题和缺陷，但这些问题并不作为临床工作的对象，而是根据我们对于家庭动力的了解更有效地和家庭沟通。例如：一个 12 岁的男孩外伤住院，患者的父亲严肃理性，对孩子较为严厉，母亲则很照顾甚至溺爱孩子。这时医生的任务并不是解决家庭亲子问题和父母态度不一致的问题，而是调动家庭的资源更好应对病痛、治疗和康复过程。

二、建立与家庭的关系

与家庭建立关系包括与每个家庭成员建立联系，并表示自己会重视他们的观点。面对家庭，医生需要自我介绍，问候每位家庭成员，询问他们的姓名和关系。然后介绍谈话的主要议题和时间安排。

与家庭建立关系的目的是促进家庭对于疾病的应对、促进沟通和解决临床问题。医生应该注意：家庭中每一个人都是重要的、每一个人都有发言权、对不同家庭成员保持中立、不偏不倚、考虑到不同的可能性。

三、家庭访谈

家庭访谈是医疗活动中可以与家庭一起探讨疾病、治疗和应对方法。在医疗背景下的家庭访谈可以遵循以下治疗性策略。

（一）疾病：解释诊断、治疗、病程和预后

疾病和它对家庭成员的影响应是医学背景下家庭对话的核心，而不是像心理治疗访谈那样关注家庭冲突。医生开始时可以向家人解释疾病、预后及可能的病程，随后是进行与医学问题相关的心理社会互动。

家庭访谈中涉及诊断、病程、治疗、预后，通常需要了解家庭几个方面的信息：家庭对诊断的理解是什么？在何种程度上觉察到病痛、功能损害以及生命威胁？对治疗性干预和它们的副反应的理解是什么？对于预后的主要观点是什么？

（二）询问病史

作为家庭对话的一部分，如果医生聆听并理解了患者的病史，我们就进入了患者和他的家庭世界。除了这些故事的内容之外，这一方法还为与家庭合作建立了信任。家庭访谈的重要的问题还包括：

"家庭是如何应对和克服生活事件和生活危机的？"

"家庭内部应对疾病是否有习惯性的模式？"

"在疾病应对中是否有隔代之间的支持？"

"家庭是如何实现他们对于病因、病程和疾病的管理的？"

（三）关注家庭担心的问题

处理正在应对严重疾病压力的家庭时，很重要的是不要刚开始就批评或贬低家庭的应对方式，即便在医生看来已经有明显的功能失调了。相反，需要认可他们应对当前局面所做出的努力和每个人维持家庭持续运转所做的贡献。这一方法能减轻责备和愧疚，并带来情绪的释放。

（四）促进各方坦诚交流

给予家庭时间来处理关于预后、疾病进展和治疗计划相关的信息。提供机会增进对话，鼓励家庭成员提出疑问和表达不同的意见，尤其是认可疾病和治疗事关所有家庭成员，帮助他们表达可能的沮丧感。情绪反应常常给家庭成员带来强烈的不确定感和无助感，处理直接或间接表达的情绪能帮助到相关成员。应该避免质询性的言论。

（五）医生作为协调员

医生需要了解到自己在家庭访谈中的角色是协调者，鼓励家庭成员间公开地交流，而不是给建议。家庭成员将感到他们能促进和支持所爱之人的积极治疗过程。

四、组织家庭访谈

（一）建立关系

建立关系是指与每个家庭成员建立联系，并表示自己会重视他们的观点。医生自我介绍，问候每位家庭成员（包括未成年人），询问他们的姓名和关系。然后介绍谈话的主要议题和时间安排。

> 医生："你们好，感谢今天能来。A 女士，我已经见过您几次了，我们也谈过您的疾病。我想跟您和您的家人一起讨论目前的情况，并看看疾病对大家有什么影响。我们可以一起思考怎样能最好地支持你们的母亲和彼此。"

> 医生："我已经熟悉 A 女士和先生有一段时间了。但是我还不太了解您的孩子们。谁愿意介绍一下你们的家庭，告诉我他们的名字和年龄？可能你们每个人都用几句话介绍一下坐在身边的人。"

（二）澄清背景和任务

在临床上，负责患者诊断和治疗过程的医生直接参与家庭对话是重要的。否则，家人很可能会面对关于疾病和预后的不同专业意见，带来额外的负担。

澄清任务是指说明医生、其他医疗人员（如：护士长、会诊医生、康复师等）在整个家庭的健康问题中承担什么角色，做哪些工作，以及这些专业人员对于当前情况是如何考虑和评估的。

向家庭成员澄清家庭访谈的预期，例如：

"你们今天过来最想讨论什么？"

"谁对今天的会面最期待？"

"今天来这里对谁最不容易？"

……

这些问题可以鼓励家庭内部直接交流，从而直接观察家人的互动和交流方式、家庭内部的等级次序、相互关系和角色等。每个人都有机会表达自己的需求、期待以及恐惧和焦虑。

（三）疾病及其影响——不同角度的观点

1. 围绕疾病信息交换观点

了解生病后家里发生了什么变化，家人尝试了什么办法来帮助患者，家人对疾病诊断、治疗和预后有哪些了解。例如：

"自从妈妈生病后，家里发生了什么变化？"

"家人都尝试了哪些办法来帮助老张？"

"对于孩子的诊断，家人有哪些了解？"

"对于治疗措施和副作用，您知道哪些？"

"在您看来，疾病的过程和发展可能是什么样的？"

……

2. 疾病对家庭关系和未来计划的挑战

家庭内部的角色关系和交流方式、家庭内部使用什么方式做决定、家庭有什么目标和计划，疾病如何影响这些目标计划，以及每个家庭成员如何看待疾病带来的变化。

3. 可利用的资源

了解家庭有什么可利用的经济资源和支持资源。例如：在家庭失去一份收入后，有什么可利用的经济资源？家庭在社交圈有什么资源（亲属、朋友等）？

4. 以往对类似情况的经验

在以往的困难中家人使用什么应对策略，家庭有什么既往病史和相关经验？

（四）治疗计划

通过参与、持续评估健康问题和关系状况，就可以形成干预的设想。例如：

"在今天的讨论后，您是否有些具体的想法让一家人的感受好一点？"

（五）结束谈话

积极评估家庭面对当前问题的整体表现，以积极和欣赏的方式认可每个人。将可能的问题行为描述为应对当前情况时可以理解，但不是最理想的尝试。

总结谈话内容和结论，强调资源和力量，指出还未解决的问题，在家庭成员里分配具体的任务。

提供支持和建议：其他家庭如何渡过严重疾病阶段的信息，与其他家庭建立联系。

五、家庭访谈的技术

积极而结构化的访谈是家庭能良好应对当前困难局面的前提。不同的询问技术有助于保持家庭成员自发讲话和结构化方式之间的平衡。

1. 疾病直接相关的问题

是指关于事实、原因、行为方式和经验的问题。例如：

"首次出现症状是什么时候？"

"家人对您的疾病是什么反应？"

"您对谁说自己的症状？不愿跟谁说？"

2. 间接或循环提问

在询问家庭成员对于疾病、问题或其影响的各自看法时，如使用间接的方式通常会得到有意思的信息。例如：医生问女儿"你觉得父亲是怎样看待母亲的病？"通过循环提问，照料者和家庭成员都通过这种方式了解到别人的不同视角。这些问题邀请家庭成员进入别人的想法，并有意识地定义了彼此间的关系。

3. 假设性问题

此类问题很有帮助，允许访谈者引入新的观点，尝试新的描述，并因此挑战对改变的恐惧。例如：

"如果您妻子的头痛发作可以不那么频繁，您妻子和家庭将获得什么？这对日常生活中的具体关系意味着什么？"

"假如您的一个孩子选择回家照顾父母，谁最有可能这么做？"

"假设我们1年后再见面，你认为家里会有什么改变？"

4. 分类性问题

"在他母亲生病的问题上，谁最支持小张的意见？"

"谁最反对？"

5. 比例问题

"您觉得您的不适在多大程度上是身体疾病的表现，多大程度上是目前工作和家庭问题的表现？"

6. 解决方案取向的问题

"在这样的时候，您和其他人的做法有什么不同吗？"。

7. 易犯错误

医生质疑的言论常常使家庭变得不信任和退缩，相反，应着重强调和肯定家庭的力量和独到之处。如果在设置访谈框架中医生不够主动，无法保证每个成员发言时感到安全，可能旧的交流模式重演、形成小团体和思想开小差。

参 考 文 献

1. Saultz JW 著. 梁万年，李航编译. 家庭医学专业的总瞰和历史（一）[J]. 中国全科医学，2002，5
   （1）：4-7.
2. John W. Saultz 著，梁万年，李航编译. 家庭医学专业的总瞰和历史（二）[J]. 中国全科医学，2002，
   5（2）：88-90.
3. 费长青，苏珊·麦克丹尼尔，迈克尔·维尔盛著. 心身医学初级医疗的国际入门读物[M]. 熊娜娜、曹
   锦亚主译，北京：中国协和医科大学出版社，2016.

第五章　职业化医患关系技能——巴林特小组工作

　　如今，患者与医生已经不再是既往唯医生是从的关系，医生在工作中需要面对糟糕的医患关系甚至可能受到伤害。同时，还有各种因素影响着医生的工作状态，例如，工作时间、紧张程度、同事关系、个人生活状况等等。问题涉及的头绪太多，令人一筹莫展。我们知道，在心理咨询过程中，职业化的咨询师不过分卷入来访者的问题，通常能够提供的帮助是给予来访者某些支持、使来访者有一些领悟，再进一步的话，能够帮助来访者做出一些改变。以此为参照，现在我们的同事和我们自己就是需要帮助的人，我们可以先跳出医生这一角色背景试着像面对来访者那样去帮助同行以及自己。巴林特小组基本上就是通过这样的工作原理来帮助医务工作者自身。一方面，通过支持给予小组成员团体力量和情感力量；另一方面，通过更深入地理解医患关系来促进医患双方和谐，提高医生处理糟糕的医患关系的能力。

　　在医患沟通培训中加入巴林特小组工作，同样也有帮助医学生获得情感支持、促动医学生对医患关系产生更多反思、最终帮助医学生提高医患关系能力。

第一节　巴林特小组简介

　　巴林特小组由巴林特医生在和全科医生讨论医患关系的小组工作发展而来，是一种着重关注医患关系的案例学习。一位医生呈现一位因各种原因出现在他/她脑海中的患者，小组从不同角度对医患关系进行思考，从而使医生可以获取他人的观点，察觉无意识的干扰因素，以及他/她自身对这个问题的影响。这样能创造一种全新的理解和新层面的关系。这些新观点使医生更好地理解自己和患者，并为更满意的治疗过程提供动力。

　　它的主要任务是促进对医患关系更深入的理解和思考，方法是探索某一个医生和某一个患者之间的关系。巴林特小组是深入地探索一个令人困惑的临床案例的机会。它允许来自不同背景的专业人士来认识和理解彼此和他们的工作。

一、起源与历史发展

　　米歇尔·巴林特于1896年12月3日出生于布达佩斯，他是一位全科医生的儿子。学习医学后，他受训成为一名精神分析师。他很早就开始对心身疾病感兴趣，并专注于在医疗专业中足够的心理头脑的重要性。他想提高全科医生对于除器质性因素外、精神因素在疾病症状中发挥着作用的意识。在他与全科医生的合作中，他想使他们有意识地创造与患者的关系，并把它们用作一种治疗力量。他最广为人知的书《医生，他的患者及所患疾病》出版于1957年（中文版已由魏镜等翻译，2012年出版）。他的妻子伊妮德·巴林特

（1903~1994）生于伦敦，是一位社会工作者。在 1949 年到 1954 年间，他与妻子共同提出了巴林特小组的概念，即由医生们在精神分析师的带领下理解发生在医患关系中的移情与反移情，并进行讨论。

二、巴林特小组的作用

巴林特小组的作用包括：提供一个机会，帮助我们深入理解令人困扰的案例中的医患关系，以安全和尊重小组成员的方式进行这一工作，通过反思我们对患者的反应，对患者和我们自己都有新的认识，探索我们的盲点和潜在假设，甚至促进医生自身人格"细微但显著的变化"；我们能更多地与患者共情，更多地与我们自己共情，使我们更好地对患者的需要做出反应；帮助医生减少孤独感、对困难案例的羞耻感，更接受新的学习；减少耗竭，增加与患者一起工作的满意度。

良好的医患关系是成功和令人满意的治疗中的主导因素。对于诊断和治疗，很重要的是一方面仔细观察患者的行为，另一方面医生也能通过探索他/她自己的想法、感受和行为冲动来获取重要的自我洞察。

那些感到自己在生物-心理-社会史方面获得全面理解的患者往往更愉快、有更好的依从性。重要的是，他们的治疗将因此花费更少。

巴林特小组由巴林特医生在和全科医生讨论医患关系的小组工作发展而来，适用于所有临床工作者，有助于减少医生执业压力，提高对医患关系的认识，提高医生自我觉察。

三、巴林特小组与其他团体的区别

巴林特小组不是心理治疗小组、会心团体、传统的病例讨论小组、主题讨论小组、个人和职业发展小组。它不是说教，不是授课，也不提供建议或解决方案。

其区别在于：

- 心理治疗小组针对个人的困难。巴林特小组针对职业困境，关注医患关系。但也可以对组员产生治疗性的影响，减少职业耗竭，提高工作满意度。
- 传统的病例讨论小组有一位督导师来对案例提供诊断和治疗意见。巴林特小组中无论组员还是组长均不提出诊断或治疗方案。小组成员都有助于案例的呈现。他们各种各样的评论让巴林特小组变得丰富多产，从而对案例提供者有所助益。组长的角色是促进这样的讨论。
- 会心团体没有明确的结构，旨在促进自我意识和个人发展。巴林特小组有明确的结构，经过培训和认证的组长，旨在促进与患者的职业关系的发展。
- 主题讨论小组通常聚焦于一些主题，比如抑郁的处理。巴林特小组会聚焦于比如某一位医生在处理某一位抑郁患者时遇到的困难。

第二节　相关主要理论和技术

一、移情和反移情

对患者而言医生是重要的依恋对象，患者会向他们转移各种正性和负性的想法、感受、愿望和欲望。这就是所谓移情。医生在解读这些想法和感受之前必须意识到这一点。

患者的行为和感受影响着医生的想法、感受和行为，或许在极端的案例中会困扰医生并让他/她不能行事。反移情是指医生对患者这个人、特别是其移情之无意识反应总和，并反过来引导着他/她自己对患者的感受、偏见、期待和欲望。医生也有他/她的情感发展历史，其中有长处也有弱点，医生必须认识到这一点。

对移情和反移情的觉察非常关键。在精神分析早期，反移情被认为是治疗师必须意识到并解决的一种破坏性的影响因素。当代精神分析把治疗师对患者的这种感受视为"共振板"，通过它治疗师可以获得关于患者的信息。有控制地接触自身的反移情使得自身的无意识成为一个工具，按照弗洛伊德的说法，"借此对他者的无意识表达变得清晰"。

在巴林特工作中常常以这个问题开始："患者把这位医生同事当成什么？"医生对患者像母亲一样，还是尖刻的，又或者是过分照顾？这可能是医生自身没有意识到的。这些可能意味着，患者的无意识信号表明：他感觉自己像个在找妈妈的孩子，或者他不喜欢自己，或者他觉得照顾不了自己。对方——在这些案例中，医生——的无意识会接受到这一信号并相应作出回应。这一过程会使意识清晰，可用于关系诊断和沟通。

在巴林特小组中，会促动小组成员一方面投入到所提供的医患关系中，另一方面留意自身在小组进程中的感受。这样，反移情逐渐被意识到，并用于和患者的直接沟通。

自由联想技术在巴林特小组中第一线地捕捉了前意识内容。案例提供者在他的报告的"字里行间"中已向我们透露了这一内容。

例如，某个平时十分严肃的女性医生在汇报某个案例时语气非常温柔，而案例中的患者恰好是个依赖、善于向人示好的青少年，那么很容易想象这里的患者对医生产生了女儿对母亲一般的移情，而医生对患者产生了母亲对女儿一般的反移情。

移情和反移情本身是无所谓好坏的，在不同的医患关系中会产生不同的影响，因而医生需要对此加以了解和管理。例如这个例子中的移情和反移情可能使得医患之间更加亲密、信任，但也可能医生会变得对患者过度保护，妨碍了患者独立、成长的可能性。

二、镜像原理

在汇报完案例后，案例提供者倾听小组讨论，不参与小组，并获得这样的印象：他的报告引发了哪些情绪、想法和联想。有时候他可能会很震惊，有时候他可能觉得很诧异，或者他想要对某个同事的发言提出抗议。在这一过程中他体会小组中出现的画面，体会自己的情绪。有可能他觉得自己没有被理解，有可能他隐瞒了一些东西，感到自责，又或者他经历了愤怒和绝望。

这可以被归入"平行进程"，如巴林特对这一现象的命名：案例提供者感受到了那些可能属于患者的情绪。而其他的小组成员需要对所提出的案例进行工作，则很容易体会到医生的情绪。例如，这是一个纠缠的患者，使医生感到厌烦排斥，在巴林特小组中很可能案例提供者会呈现出纠缠、希望小组能给自己一个"答案"，而小组则表现出对案例提供者的案例厌烦、排斥。

案例中医生和患者的关系与案例报告者和巴林特小组的关系之间是平行进程。因此，如果医生能共情患者是一个有着各种感受的人，那么他/她将能成功地从这个观点出发，更好地理解患者以及患者与他之间的互动。案例提供者体会到了自己的案例不被小组接受，小组呈现出不感兴趣，这令自己愤怒、委屈、无助，这样的情绪正好很可能是在真实案例中的患者会有的。

巴林特小组尤其关注对这种患者引发医生反移情现象的觉察。医生可以专业地使用反移情的感受，把它作为形成诊断印象和理解患者的重要信息，并可能制定出进一步治疗措施。医生体会到患者的愤怒、委屈、无助后能够更共情地去面对患者，建立更好的医患关系，自身的情绪耗竭也能降低。

三、系统理论和雕塑技术

雕塑是由萨提尔在 20 世纪 70 年代发展用于家庭治疗的一种方法。通过雕塑，案例提供者在巴林特小组中可以通过扮演者们的立场去看待困难的医患关系，进而获得新的印象和观点。

通过角色扮演者和组长的帮助，案例提供者得以隔开一段距离去观察他的问题。他站在自己的身边，可以通过他的扮演者观察所发生的，在一段距离之外，常常会出现新的观点，揭开盲点，出现不同性质的情绪。

雕塑步骤如下：

（1）像常规的巴林特小组一样，自由介绍案例。提出事实性问题。然后组长询问案例提供者应该选择哪些对医患关系可能产生影响的角色。医生这一方可以有主任、管理机构、护工、医疗保险、卫生系统等，患者这一方可以有亲属、同事、上级、疾病等。在其他的职业小组中则相应去寻找角色。

（2）接下来案例提供者从小组成员中选择扮演这些角色的演员，将他们摆成一个雕塑。摆雕塑时重要的是角色之间的位置如何，是否互相看着，保持什么样的姿势。组长陪同但不影响案例提供者建立雕塑。

（3）案例提供者有安静的环境和时间去调整雕塑，可以从各个角度去观察所摆的雕塑。

（4）感受到不同的体验

所有的小组成员在这一阶段就清晰感受到雕塑，在之后的讨论中会反馈自己的观察，供案例提供者采择。

在雕塑完成后，案例提供者站到每个角色的身后，告诉角色一句话——以他的理解——角色在这个情境中的所思所感。

最后，案例提供者退出雕塑，扮演者们停留在雕塑姿势中一会儿时间，要心里记着那句话，并体会内心感受。

（5）扮演者的感受

接着组长走到每个角色那里，对他们进行采访，询问他们的体验。采访的顺序由案例提供者决定。这里，小组成员可以又有重要的观察：主角忘记谁了么，例如患者，或者扮演他自己的人？谁的感受他最先想知道，谁最后？

（6）想要变化的愿望

在角色被采访时也会被问到他是否有还想变化的愿望：他是否想变化自己或者其他角色的位置？某人应该更近或者更远？他希望拉着谁的手或者希望从某种负担中解脱？

（7）改变雕塑

案例提供者倾听这一切，然后决定允许哪一个角色采取变化。进行这一变化，然后组长再次以案例提供者决定的次序采访所有的扮演者。

基于时间原因，每次小组活动最多允许一次变化。这已对最终的小组讨论提供足够的材料。

（8）案例提供者有意识地让每个扮演者离开他们的角色，再次回到小组的圈子中进行最后的整理和讨论。

（9）小组讨论

接着，组长首先要求没有参与雕塑扮演的小组成员分享他们的观察，然后，角色扮演者们进入讨论，最后是案例提供者。

尽管，在一开始，案例中所涉及的角色们的情绪很重要并且将被表达出来，但最终组长关注的是医患关系，借助小组探究所有对这一关系的影响因素。

在整个过程中，案例提供者在不同阶段进行：

- 语言描述他与患者的关系。
- 选择重要的关系角色。
- 选择演员。
- 建立雕塑。
- 隔开一段距离观察雕塑。
- 确定采访顺序。
- 仔细倾听采访和各个人的变化意愿。
- 选择由谁决定变化。
- 再次确定采访顺序。
- 再次倾听采访。
- 隔开一段距离倾听讨论。
- 表达自己的观察、感受、观点。

通常到第 5 步时案例提供者就打开了盲点，看到了他与患者的关系情境。我们要记住，雕塑中展现的是他对情境的认知，他内心的患者形象，他选择的角色。小组讨论改变的不是现实，而是案例提供者的内心图像。我们促动一个变化的视角，演变的情绪关系。

反复出现的惊人情形是，在雕塑中被体验到的东西，案例提供者根本没有报告，但在雕塑中被捕捉和呈现出来了。我们也经常听到扮演者们说他们对角色能惊人地认同，对他们来说，进入角色并从角色中带出一些自我体验，并不困难。现实中的医生对雕塑中的护工或者患者的视角转换，又如在其他雕塑中，助理对主任或者管理人员的视角转换，可以有效地扩大自己的视野。

巴林特小组创造的雕塑可能成为帮助小组使医患关系及医生和患者所处环境可视化并促进新视角的另一种方法。这一工作清晰地展示了医生和患者的接触并不仅仅是两人之间的互动，家庭、同事、和环境的影响对两人的相处、及随后的诊断和治疗都发挥着重要作用。这里所说的环境可能包括患者的家人和其他重要的关系、患者和医生的生活方式和经济状况、以及就诊时的临床场景。根据我们的经验，这是世界各地巴林特小组的共同特点。当小组建立雕塑时，这一影响能得到更清晰的展示。使用雕塑中的情绪体验有利于理解形成关系的动力。

在巴林特工作中进行雕塑很大程度上取决于组长的人格和其兴趣，游戏性地推动小组工作的任务，去照亮医患关系。当然，小组是否愿意应用这一技术进行工作也是一个重要的前提。最后，我们一再指出，这种做法有很大的情感挑战和压力。在每个案例中，放在第一位的目标是为案例提供者工作，将他的要求放在中心，一方面保护他，另一方面在这种情形下通过"新鲜的"幻想去揭开他的盲点，使他有可能发生"态度转变"是首要的。

第三节 巴林特小组的设置和讨论步骤

巴林特小组综合了精神分析、团体治疗等元素，通过不同医生从不同角度对医生、患者、医患关系的观察、理解、共情，使医生得到支持、提高对医患关系的觉察。设置上，巴林特小组包括 6 至 12 名小组成员，1 至 2 名组长，每次工作讨论 1 个案例，时间 1~1.5 小时。小组强调安全、保密、尊重，针对案例中的医患关系进行讨论，不是对案例提供者进行督导，更不是心理治疗。案例讨论局限于小组中，对患者和医生的隐私都绝对保护，尊重每个小组成员的独立性和贡献，尊重每个人的观点。小组工作大致分邀请和提出案例，事实性提问。小组针对案例进行讨论，和案例提供者最终反馈几个环节。下面结合一个真实的巴林特小组工作案例（为保护隐私，具体人物和细节已模糊化处理）演示巴林特小组的具体过程。

（一）邀请和提出案例

组长邀请小组成员自愿提出令自己困扰的临床案例。案例提供者叙述与患者互动的整个经历并提出自己的难处，案例不仅是患者的躯体疾病的"医学"诊治情况，同样重要的是各个人的故事，患者是什么样的人，经历了什么，医生又经历了什么，整个图景以叙述方式展开和呈现，所有的小组成员都"倾听"了这一案例。

案例工作：一名年轻男医生提出一个案例，内科急诊夜班时，一名 60 岁左右的老年女性因急性短暂胸痛来诊，患者既往有高血压冠心病史，急诊医生检查并请心内科医生会诊排除心梗，给予相应处理后建议留观，白天上班后转入心内科病房继续完善诊治。患者由儿子伴诊。次日上午刚一上班，患者的儿子就来问急诊医生什么时候能够转走。医生第一次回应是心内科还没上班。第二次回应是要等上级大夫早查房看完患者并在病历上签字，患者的儿子开始不满。第三次时正在查房，医生回应："我们正在查房，查完你母亲那张床，就给你们办出院。"患者的儿子突然暴怒，抓着医生的白大褂，把医生拉倒患者床旁，呵斥道："你现在就给我妈查房，查完立刻给我办出院。"医生感觉气愤、沮丧、羞辱，也为当时同事没有帮自己拦住家属而觉得难过。

（二）事实性问题提问

小组成员提出关于案例的事实性问题，例如患者的长相、工作，医生清早是否已经看过患者等等，这一过程继续丰富小组成员包括案例提供者自己对案例中各个"主体"及其互动的理解和反思。

案例工作：患者为退休干部，之前都住特需病房，在急诊时一般情况可，意识良好，但是话不多。医生主要是和患者的儿子交流诊治情况。患者儿子三十多岁，很强壮，看起来衣着得体，最初与医生接触时还很客气。在心内科医生说转内科病房后，就嘟囔对急诊住院情况不满，抽烟多。患者儿子夜间除了抽烟就是陪在患者床旁。患者情况稳定，一直有心电监护，护士和其他医生去看过患者，案例提供者没有再去看过患者。

（三）小组讨论

案例提供者不再发言，"倾听"其他小组成员对案例的讨论。小组成员从各个角度对案例进行工作，可以表达自己在听案例时的情绪感受，可以表达自己对案例中医生、患者、家属、医生同事等主体以及他们之间互动过程等等内容的感受、想法甚至幻想。组长在需要时进行干预，例如小组对某个话题共同回避时。

案例工作：讨论开始后，很多小组成员表达了愤怒，"我不相信患者对儿子的行为一无所知"，"太功利了，觉得用不着急诊医生了"，"他们肯定是平时趾高气扬惯了"。很多小组成员对医生作了共情，"我听到医生被打时，我觉得特别难过，特别心痛"（医生体会到被共情、支持）；还有小组成员表示"这样的案例我以前也遇到过，但直到今天好像也还是想不到特别好的办法，和患者家属吵架，不合适，不据理力争，又觉得自己特别窝囊"，"我可能很想去帮着拉住那两个患者，但是可能又会把问题扩大，还是跟着确保同事安全最适当"，"作为一个弱女子，我的第一反应是去打电话叫保安"（案例提供者和小组成员都能体会到与同事一起工作，因而并不孤独）；小组似乎不愿意去体会患者和患者儿子的感受，组长提出"我们能不能设想一下患者对陪伴在旁的儿子的感受"、"儿子不停抽烟可能代表什么"；有些小组成员提出了对患者、家属的共情性反馈，"我的想象中，患者儿子一早来让医生办出院时可能就已经很着急了；医生一再拒绝时，儿子就会越来越生气，你不办也给个理由啊。就这么拖着算什么，觉得在母亲那里没个交代。"（这可能能够帮助案例提供者和小组成员对患者的共情）。

（四）案例提供者反馈总结

案例提供者可以表达对小组成员的感谢，表达自己在听到小组讨论时自己的感受、引发的思考等，也可以选择什么都不表达。

案例工作：案例提供者表达了对小组的感谢，称现在感觉轻松多了，觉得同事还是理解和接纳自己的，仍觉得患者儿子的做法很恶劣，但回想当时对患者家属的态度可能确实有些故意怠慢。

在小组工作整个过程中，所有小组成员都学习"倾听"，倾听医患关系中的患者、家属和医生，丰富了对各个"人"的理解，倾听现场小组中其他成员与自己相同或者很不相同的各种想法，培养了接受和包容的能力；在同事们叙述自己的立场时，案例提供者通过其他人对自己或者案例中各个人的情绪反馈，而体会到了被同事共情和对患者及家属共情。在自身情绪得到支持、对患者和家属产生一定共情的基础上，案例提供者和小组成员就有可能产生对医患互动中新的反思：患者之前一直入住特需，儿子"强壮"，"趾高气扬"，这可能会让一个文弱的医生感觉和患者这家子"不是一个世界的人"；加上对患者和患者儿子（可能是事实，也很可能不是）的"功利"、"趾高气扬"等认知，使得案例发生时的医生难以对患者的儿子和患者有共情，甚至可能对患者儿子的转科请求下意识拖延。这一个案例一定还会让每个小组成员联想到自己曾经有过的医患关系经历，对自己产生启发。

第四节 组长的功能

在巴林特小组中，组长是通过以下方面显示自己的作用的：给小组成员们的发言以正面反馈，通过言语以及非言语信息伴随小组进程，给小组设定框架，以及后续在讨论需要回到关注医患关系时维持框架。如果组长表现得被动，可能小组进程变得非常生动；但也可能变得混乱，出现不安全感和受挫感。如果组长太处于中心，小组之内的互动就被抑制，各个小组成员只能和组长建立联系。这样就不能形成分析性的小组进程，小组动力停滞，医患关系镜像就不能在组长中体现出来。

一、组长的任务/教学中的难点

1. 创造和维持一个安全的工作小组

时间、耐心以及克制是组长的重要特点。重要的是，组长支持小组进行工作，给所有的参与者时间，允许他们表达，要抵制住富有帮助、充满理解、建设性的干预诱惑，以免使小组工作变成理论课，那会使小组成员的培训受到损害。给感受、自由联想和幻想保留空间。这个空间由组长创造，他需要在小组进程的结构化和自由空间的保持之间达成一个平衡，使得小组能够以其节奏对医患关系进行工作。这里，组长需要足够的敏感度和经验。组长通过创造维持一个气氛，让每个小组成员有时间发言，表达自己的所思所感，而其他小组成员带着悬浮的注意去倾听，体会自己的感受。

- 允许小组有停顿，沉默可以有重要的作用和意义。
- 眼泪也有它的位置，建设性的攻击和欢笑也同样。
- 第一位的不是让小组中的医生理解精神分析，而是发展出倾听情绪、移情和反移情现象的"第三只耳"。
- 保护案例提供者/小组成员免受质问。

- 设置规则和必要的界限。
- 尊重所有的观点。
- 给每个人提供发言机会。
- 避免深入探寻个人心理。
- 培养相互信任的气氛。
- 保护案例提供者和小组成员不被攻击和评价。

2. 清楚小组的任务

在第一次小组活动开始时就和小组达成约定；在小组发展的过程中一直留意这点，在需要时再强调这点。巴林特小组的任务中心是为案例提供者工作。小组带领中的一个失误是没有能一再地回到当前的医患关系，而是不恰当地停留在社会或者卫生政策问题上，或者又引出了第二个案例而压缩了原本的案例。必须确保对案例提供者的保护。如果不是这样，案例提供者自己就会在讨论中针对组长的行为提出此点，小组也会想"听到整个经验后，我恐怕会介绍一个案例"。当然也应该注意小组成员的安全感，这样才能继续自由联想。如果组长对成员的发言和幻想排斥，小组工作也会受损。对负性情绪，例如攻击，也许可以通过回到案例而用来理解案例。带领的艺术取决于如何将小组中的冲突作为一个场景来利用，回到所提供案例的关系中去。彼此认可和尊重是巴林特小组成功的重要前提。

3. 榜样行为，准时开始和结束，共情，开放沟通

作出清晰的干预。对不确定性泰然处之。阐述，反馈，澄清想法和感觉。承认情绪的合理性，呈现不同的角色。对小组进程表示共情。

4. 时刻注意到小组中发生了什么

在小组活动中，经过良好培训和练习的组长在情感和理解之间、观察和分析之间、现实和超现实之间来来回回。他必须理解他的干预产生了什么影响。如果他清楚意识到他的影响、并且在小组工作意义上对案例提供者负完全责任的话，他可以做任何事和说任何话。他的自由悬浮的注意使得他留意到一切，允许小组进程发展，但是掌握着对它的影响力。适合小组发展阶段的干预。使用平行过程的知识促进小组的内省。帮助探索不同的医患场景。识别与案例相关的小组情绪。干预以促进小组的进程。注意到小组回避了的主题或者话题。为完成这样的任务，有一个相互理解的副组长将非常有益。就像巴林特所说，没有人会不犯错。在组长讨论会中，成员们就是从错误——我更愿说是疏忽——中学习到最多；将小组和督导者的批评作为有价值的建议来接受是重要的和有助的。

副组长功能

对副组长的位置没有清楚的定义。组长和副组长在理想情况下是彼此分担任务。于是，副组长常常听到这样的要求，注意时间框架，但是，也注意医患关系，特别是注意案例提供者在倾听时的情绪变化，对沉默的小组成员发出谈话，点评小组进程，保留自己的猜想。在持续进行的小组中，组长可以寻找一个他了解、愿意合作、小组工作后可以相互交流的副组长，但在组长讨论会中，常会遇到他很少或者一点都不认识的同事。这样的话就需要对合作中大的重点以及矛盾搞清楚。第一位的是组长和副组长之间的互动方式。谁来决定方向？来讨论谁的假设？我是否理解了对方的假设？我能跟上他吗？副组长会不会觉得组

长太被动了？他有没有觉得需要更结构化？他感觉怎么样？组长是不是没能实现他的带组想法，因为副组长太过活跃，强迫小组都按他的结构进行了？小组能感受到他们之间的联系吗？如果能，这是有助的还是有碍的？良好的联系促进小组的安全性和自由联想。组长和副组长对面而坐，每个人都留意半个小组。双方意见的互换可以通过语言或者非语言实现。小组从这样的联系中获益。如果副组长观察到组长因小组中发生的状况有强烈的情感卷入，那么他可以适时地接过带领的工作。这样的理解和合作对小组的日常工作将起到良好的模范作用。

二、组长的资质和培训

1. 临床经验

临床经验是必要的，以能够进行案例呈现和工作。正是对巴林特小组力量的切身感受帮助组长知道什么有效、什么需要妥协。组长常来自家庭医学、精神卫生专业，专科医师包括心身医学、神经科、精神科。常见的搭档是一个来自躯体医学、一个来自精神卫生专业或精神分析师。

2. 小组动力学的工作经验

小组需要有安全设置。小组构成、成员人数、发展阶段非常重要。随着小组的凝聚力增强，应对强烈情绪的能力也增强。小组更能在深层次进行案例工作。案例的类型常反映小组的发展阶段。组长需要注意小组的水平。在一个新的小组或一个持续进行的小组中，小组所处水平是不同的。

3. 参加持续的巴林特小组的经验

长时间作为一个小组的成员在培训活动或者一个规律的小组中参加巴林特工作，既报告过案例，也有作为组员的经验。这是一个重要的前提。这些经验非常重要，令人认识到坚持任务和使用小组来理解案例的益处。同时也切身体验到安全感和坚持小组基本原则的重要性。研究表明，巴林特工作中所期待的人格变化、态度转变最早是在一年以后。这时，小组成员能回忆起他在小组中的体验：他倾听他人，他感受他人，他与他的患者以及与其他小组成员的沟通变得不一样。这是组长功能的基础特征。

4. 和更有经验的副组长一起工作

作为副组长与一个有经验的巴林特组长一起工作，带领一个持续的小组，在小组活动中观察，以及在活动后互相交流，对带组行为的培养也非常重要。在组长讨论会中基本都是心理医生或者精神科医生选择参加组长培训，都有多年作为巴林特小组成员的经验，但在持续进行的小组中，常常是不同躯体医学专业的继教医生混合在一起，没有巴林特工作经验，并且常常是被迫必须参加小组。这样的情况下，首要的是去激发小组成员的动机，他们可能还有一些怀疑。这样的小组中所提的问题和案例与组长小组中不一样，在组长小组中经常是精神科或者心理治疗的患者，而且组长小组的成员对小组的规则和流程也很熟悉。在持续的小组中提供的案例是日常临床和门诊中的案例，通常不是因为困难的医患关系而被记起来，而只是"困难的患者"，"悲伤的、无法解决的案例""失败"。最常见的问题是"我要是怎么做，结果就能不一样"。从分析性思维而来的专业术语既无济于事，反而引发混乱。在自己带小组时记得这些很重要。

5. 有规律的督导，及时进行汇报

如果没有做过组员或案例提供者的经验就带领这样的小组是不明智的。这样的经验对于带组和回顾工作都是有用的。在新组长设置新的小组时是必要的。如果没有督导或者是单独一个人做组长，强烈建议对个人和小组工作进程作出正式书面汇报。完成培训的组长获得反馈的另一个机会是在督导小组。组长和小组或者组长和小组成员之间也产生互动，这些受到无意识情绪的推动或者抑制，移情和反移情在其中发生着作用。在督导小组中，这样的情绪被意识到，这样巴林特小组工作能够继续建设性地发展，以对案例提供者、小组和医患关系有利。

6. 成为当地巴林特协会的成员

为维持专业发展，国际巴林特联盟制订了针对会员组织的实践标准。可与其他组长交流想法，获得关于培训、会议以及阅读资料的信息。中国现在是国际巴林特联盟成员之一。

国际指南

国际巴林特联盟（IBF）在 1997 年提出了对组长进行认可的指南。针对巴林特组长资质的指导原则包括：

- 组长应具备适当的基础培训，例如家庭医生，精神分析师，心理治疗师，心理师。
- 组长应有之前参加巴林特小组的经验。
- 组长应和有资质的组长一起工作过足够长的时间。
- 组长应对医患关系有理解。
- 组长应接受适当的督导。

组长应能够表现出：

- 他们在小组中创造一个安全和自由的环境。
- 他们聚焦于医患关系，而不是寻求方案。
- 他们创造一个学习的环境，而不是说教式教学。

参 考 文 献

1. Michael Balint，著. 医生，他的患者及所患疾病 [M]. 魏镜，主译 . 2 版. 北京：人民卫生出版社，2012.

2. Heide OTTEN. 职业化关系 - 巴林特小组的理论与实践 [M]. 曹锦亚，魏镜. 译. 北京：中国协和医科大学出版社，2015.3.

3. 曹锦亚，史丽丽，赵晓晖，等 . 职业化医患关系技术（巴林特小组工作）培训需求和推广方向的研究 [J]. 中华医学教育杂志，2014，4（1）：119-122.

4. 曹锦亚，魏镜，史丽丽，等. 医学活动中的共情及困难：巴林特工作对促进共情的作用 [J]. 医学与哲学，2015，36（4B）：4-7.

第六章 临床医患沟通技能的学与教

临床人文医患沟通是医务工作者的一项基本能力，与医疗技术同样重要。几乎所有的临床过程，包括是建立相互信任的医患关系、采集病史、解释疾病中的医学问题、与患者协商治疗方案以及最终应对疾病等，都需要临床医患沟通。临床医患沟通涉及医学、伦理学、心理学和行为学等多学科知识，是一门综合性应用课程。近年来，针对医学生临床沟通技能的教学也愈发受到重视。

但是，正如哈佛医学院尤金（Eugene）教授所言：如何使医学生在开始医师执业生涯以后，依然保持良好的医患沟通习惯，是医患沟通教学所面临的一项重大难题。不同的学生，具有不同的背景，在教学方面也有较大的差异。

医学生处在见习或实习的阶段，他们在临床上往往是跟随着年轻医生去接触患者，并不对患者的医疗承担直接的责任，在医患沟通上更像是一张白纸。对于这样的学员，在教学中首先通过讲座的形式助其了解沟通中的技术、方法、理念，在实际演练过程中，教师也会给出更多的指导和建议。

低年资住院医生，相对于医学生，他们的临床经验要丰富一些，但是他们的背景更加复杂。他们或许从自己的同事、领导处得到了许多关于医患沟通的建议，或许也见过临床上很多五花八门医患矛盾，如"医闹现象"，这些特定的事件也会对这些年轻的医生产生深刻的影响，甚至让他们对于医患沟通有了更多的抵触和畏惧。因此，在教学过程中，需要充分理解学员们的内心感受，在一定程度上肯定他们的经验，但同时鼓励他们在演练中进行尝试，以获得不同的体验。

高年资医生是指在临床上已经具备了一定能力的医生，这个群体奋战在为患者服务的一线，每日生活在"床旁"，因此更能体会医患沟通的重要性，并且在实际临床工作中也已经通过自己的摸爬滚打探索出了一些有效的沟通技能。针对这个群体的教学，首先是肯定医生们在自己临床工作中所获得的有效经验，其次了解医生们需要获得的额外技能，并帮助他们尝试着以心理学的视角去看待自己所遇到的问题，例如通过巴林特小组体验，以扩展医生们的视角。

对于学员而言，接触医患沟通教学往往也是一种全新的体验，既有新奇之处，也有需要克服的困难。

首先，很多学员在刚开始参加沟通课教学的时候，认为医患沟通是学习如何说话的，认为存在着一种通用有效的讲话方式能够帮助自己化解医患关系中的困难。教师所要做的是帮助学员意识到，医患沟通和所有的临床专业一样，是一项建立在信息收集、形成诊断与鉴别诊断、实施干预、观察效果，并根据反馈不断进行调整的动态过程。这一过程和临床上很多现实问题一样，医生是要面临挑战、承受压力、勇敢决策，并接受不确定。

其次，学员常常会受到案例的困扰，认为案例的设置和背景与自己的实际经验不符——不真实！因此，对于教师而言，有必要帮助学员把注意力集中在医患沟通的核心问题上，如医患关系的品质，医生和患者在沟通课程中的情感体验，如何理解医生和患者的语言信息及非语言信息等。其次，学员有时会把注意力集中在案例的诊断与治疗当中，尤其是遇到了自己专业的案例，会花很多时间去讨论。教师需要在演练开始前帮助学员了解角色演练的目的——即医疗背景下人与人的沟通！

第一节 学习理论在沟通技能训练中的应用

一、技能训练的学习理论

1. 成人教育学理论

1968 年，时任波士顿大学教育学教授的马科姆·诺尔斯（Malcolm Knowles）提出了成人教育学（andragogy）这样一个全新概念，并对成人学生的特点提出了五个基本假设：①具有独立的自我概念，能够指导自己的学习；②积累了丰富的生活经验，这些经验是其后继学习的资源；③具有学习需要，这些需要与改变自我的社会角色密切相关；④以问题为中心，希望能立即运用自己所学的知识；⑤学习为内在动机所驱动，而非外在因素。

在这些假设的基础上，诺尔斯提出教学应充分考虑成人学生的需求：如教室的环境布置，从物理上和心理上都应该考虑到成人的特点，学生们置身其中会感受到被接受、尊重和支持；教学中应该有一种师生共同探索、互相学习的氛围。另外，诺尔斯还提出"学习契约"（Learning contract）技术，即根据学生各自不同的特点和需求，由师生在学习开始前共同确定学生学习的内容、方法、时间安排和结果评价等。制定学习契约的宗旨在于引导成人学生主动学习。对自己的学习承担起责任来。

2. 自我指导学习理论

自我指导学习理论（Self-Directed Learning，简称 SDL），是第二个比较有影响的成人学习理论。对这一理论贡献最大的是塔夫（Tough）的研究，他发现这种类型的学习广泛存在，它们是成年人日常生活的一部分。自我指导学习的目标是学习者的自身发展，特别是发展自我指导的能力。

教师如何才能引导学生实现自我指导学习？格若（Grow）提出了分阶段自我指导学习模型（Staged Self-Directed Learning Model）。格若按照学生的准备程度将其划分成四种类型，分别为依赖型、兴趣型、参与型和自我指导型，教师可以根据学生的所处阶段辅以相应教学策略。例如，依赖型学生需要更多的引导性教材、适当的讲座、练习和及时更正错误，而一个自我指导型的学生应给予更多的独立性作业、学生自主讨论和发现式的学习。如表2.6.1 所示：

表 2.6.1　分阶段自我学习模型

阶段	学生特点	教师角色	教学例证
一	依赖型	权威教练	教授并立即反馈。练习。非正式讲座。克服动力不足和抗拒心理。
二	兴趣型	激发指导	启发式讲座和有指导的讨论。目标设立和学习策略。
三	参与型	协助	教师以平等身份参加并协助讨论。研讨会。小组作业。
四	自我指导型	咨询建议	实习。论文：个人创作。自我指导的学习小组。

3. 嬗变学习理论

成人教育的第三个重要理论是麦兹罗（Jack Mezirow）的嬗变学习理论（transformational learning）。这一理论对成人阶段独特的学习特征进行了分析，即成年人如何通过一系列的学习、反思和实践过程，实现自身角色的重大转变的。transformation 意思是变化、转换、转变。它强调的这个转变不是一般的知识的积累和技能的增加，而是一个学习者的思想意识、角色、气质等多方面的显著变化。

嬗变学习过程通常由生活中一些重大的突发事件激起。这些生活变故与人们现存观念出现强大反差，使得人们无法再从自己既往经验中寻求到合理解释。麦兹罗将这些激发事件成为"迷惘困境"（disorienting dilemmas），意思是人们遇到生活中的重大困难后深陷其中，一时无法解脱、不知所从。一旦个人处于迷惘困境，成人教育工作者可以通过三个过程来帮助他们实现视野的转变：批判式反思、与处于同样困境的人交流新认识、采取行动。通过重新审视自己的信仰、观念和判断标准，人们寻求新的方法和思路从困境中解脱；而通过与同处类似困境的人不断交流，个人可以尝试自己新的可能性假设、理解和看法。随后，人们按照新的认识制定行动计划并付诸实施。嬗变之后的新视野比原先的更为全面宽广和具有更强的包容性，从而也全面提升了人们的思想意识。麦兹罗认为，成人教育的最高目标，应该是帮助成人去实现他们的潜能，使其更自由、更有社会责任感和成为自主学习者。

4. 其他的成人学习理论

除了以上三个主要理论，还有一些小的理论也从不同角度对成人学习现象提出了独到的解释，如情境认知理论、经验学习模型等。

情境认知（sitllated cognition）或情境学习（situated learning）理论，与前面几个理论着眼于个体不同，它充分考虑到环境因素并对成人学习的影响，提出一种全新解释。情境认知理论认为学习是特定环境下的产物，是个人与其他人在一起探索，并依赖于环境中的工具（书本、资料、计算机等）的社会性过程。换言之，个人的学习完全受到其所处的环境、与环境中其他人关系的影响。相关研究也证明了环境对于成人学习的重要作用。例如，在拉维（Lave）的商店购物实验中发现，成人在教室情境下完成关于商店购物内容的数学计算时，其平均正确率为 59%；而当他们亲身到商店里购物时做同样的计算，则可以达到 98% 的正确掣。这说明环境对于学习的影响巨大、不容忽视。

科尔博（Kolb）的经验学习模型，提出了一个四阶段经验学习模型来分析成人的学习过程：①获得新的具体性知识；②从不同角度对经验进行解释反思式观察；③形成一个抽象概念框架，用来解释经验和反思理论；④积极试验新理论以解决实际问题。通过这样一个过程，成人将学到的新知识转化成解决现实问题的理论和技能。

医学临床沟通技能教学过程中，我们所面对的教学对象是成年的医学生。我们需要传递"沟通不是辅助措施、可有可无，而是治病的核心"这一信念，并使其理解"做到与患者良好的沟通不容易，没有特殊的训练及对沟通效果的持续关注，很少有人能掌握与患者沟通的技能"。而这些内容很可能与学生原有的信念体系不符合，会在教学过程中产生阻抗与冲突。因此在教学中，我们应遵循成人教育中的相关理论，采取恰当的教学方法，帮助学生掌握相关技能，促进更好的与患者、患者家属以及同事进行富有成效的真诚沟通。

二、推荐的学习方法

提高患者的安全性一方面必须是任何医学课程的最终结果，但另一方面，它本身可能在以"学徒"为基础的医学教育模式中受到损害。成人教育的理论和认知心理学的发展，帮助我们理解到，在与工作环境类似的情境中进行教学与演练是最有利于知识和技能的理解与掌握的。医疗工作中，相当一部分任务的完成与医务人员的成就感，如医疗技术的实行、医疗决策的贯彻，以及临床推理过程，都是建立在对患者作为一个人进行整体理解并深刻共情的基础上的，而对于这一部分的教学与评估是非常困难的。因此，一系列的模拟技术非常适合与临床实践结合在一起使用。这些可以用来加强在安全环境下的医疗专业人员的学习，而不损害患者的安全，同时高度地符合临床实际。

第二节　模拟临床情境教学方法

一、角色演练

积极学习（active learning）往往伴随更高的学习热情。角色扮演无疑是一种可以增强积极学习的教学方法，其在提升人际技巧方面的优势得到了广泛的认可。角色演练的定义是：一种体验式学习技巧，学习者在案例情境中扮演角色，通过有针对性的练习和反馈训练目标技能。在角色演练过程中，学生概念化自身角色，并提升职业及人际行为。同时，它也是在治疗和教育领域中，提升技能、增长知识和转变态度的一种有效的教学方法。

要想高效的进行角色演练，以下的十点建议供大家参考：

建议 1：充分准备

- 良好的计划可以促进角色扮演的成功完成；
- 准备和使用结构化的角色扮演会增加可信度；
- 为角色扮演预留充分的时间；

- 对案例进行再演练时，应充分考虑既往学生提出的建议和改进措施；
- 案例设计应与时俱进。

建议2：澄清教学目标

任务　医患关系及晤谈模型

对医生的提示：

场景——普通内科诊室。

你是一位普通内科教授，知名专家。今天首次接诊这个患者（赵先生/女士）。接诊前你复习了这个患者的病历：1年前发现克罗恩病，4个月来因为间断寒战伴高热多次就诊。你阅读了多位医生的诊疗记录，包括多张血常规化验单、X线检验等。其中一些血常规轻微异常——轻微的贫血，偶见白细胞计数轻微增高，但是没有哪项检查结果可以解释她的症状。一位医生曾在病历中记录"患者情绪紧张"，这位医生怀疑患者的症状与压力有关。

任务：请你用15分钟的时间接诊，与患者初步建立关系，以便将来长期为他（她）随诊治疗。

开场白：您好，我是XX医生，我刚才已经看了您的病历记录，略微了解一些您的情况，……

- 角色演练为学生们提供了一个展示和应用自身知识和技能的机会；
- 提供了一个练习沟通技能的机会；
- 提供了一个机会去实践有挑战的患者访谈，如传递坏消息、应对困难的患者；
- 帮助学生发展需要高认知水平的技能，如伦理问题、职业化关系等。

建议3：形成有挑战性的案例

- 包含特定的情况，例如糖尿病、哮喘、抑郁、生殖器疱疹；
- 案例需涉及情感的处理，如应对愤怒或抑郁的患者、不合作的患者或传递坏消息；
- 提供机会实践动机性访谈，如戒烟、节食；
- 跨年龄层次案例；
- 跨文化，例如种族、性别、宗教信仰等；
- 具有伦理挑战的案例，如患者想自杀，但要求医生保密。

建议4：角色扮演的组织

- 为学生"医生"准备一份医学病历，包括病历摘要和访谈任务。
- 为学生患者准备相关材料，包括目前的问题、病史、社会心理与职业背景等。

> **任务 医患关系及晤谈模型**
>
> **对患者的提示：赵先生/女士**
>
> **场景——普通内科诊室。**
>
> 你在 1 年前被诊断为克罗恩病。4 个月前你开始间断出现寒战，随后体温会升高到 41 摄氏度。这些症状经常出现，并且越来越严重。你看了很多医生，做了很多检查，还是找不到病因。你变得越来越害怕和沮丧。你感到有的医生也不耐烦了，不愿意详细听你讲自己的症状。
>
> 万般无奈下，你决定找另一位医生试一下——一个普通内科的知名专家。你只挂到普通号，这次就诊大约有 15 分钟。

- 为观察者提供指导资料，有助于他们关注学习要求的关键问题（表 2.6.1）和讨论要点。

表 2.6.1 不同晤谈模型的关键问题

任务：医患关系及晤谈模型	否	部分	是
以医生为中心的访谈			
• 设定时间框架			
• 介绍医生的主题			
• 主导访谈时建议转换话题			
• 打断			
• 封闭式提问			
• 达成协议			
• 在访谈结束时给予建议			
具体内容：			
以患者为中心的访谈			
• 开始阶段留给患者更多自由发挥的空间			
• 不要打断			
• 开放式提问			
• 等待、停顿			
• 用言语及非言语方式鼓励患者继续阐述			
• 用患者的语言复述			
• 用自己的语言进行总结			
• 回应情感			
具体内容：			

角色辅导 SOP

目标：在于帮助学生进入角色情绪状态，了解演练任务。

一个角色的辅导时间：5 分钟以内

对医生的角色辅导：

- 演练者独立看沟通任务脚本；
- 请演练者以第一人称简述自己所获得的信息，有遗漏现场补充；
- 必要时帮助演练者回顾相应医学知识和沟通课程提到的要点；

交代学习任务：

□ 在下面的演练中，你的任务是……

□ 你的反馈对学习很重要，尽量记住在完成任务时的成功和困难之处；

□ 告知：在演练中尽量鼓励练习沟通的部分，在角色辅导中会要求患者不在医疗框架为难医生，但是如果对方用医学问题难为你，说明你的沟通部分未做好，或让他不满意，你可以尝试扭转这种局面；

□ 如任务的推进有困难，回忆沟通任务，哪些没有做到。

- 帮助演练者进入角色状态和背景情绪状态："X 大夫，你马上要和患者见面了，你现在的心情如何？"确认医生的角色状态和背景情感，如着急、担心、生气，进入这个情绪，需要时表现出来；
- 要求场内其他同学保持安静、关注。

对患者的角色辅导：

- 请演练者独立看沟通任务脚本；
- 请演练者以第一人称简述脚本内容，告知演练者掌握多少算多少，等到该演练的时候，如果不想用一个字都可以不用；
- 根据脚本适当提出假设场景"如果医生这么说，你会是什么反应"，将角色具体化，准备更多素材；
- 脱离脚本："脚本只是一个参考框架，演练中你就是主角，依据自己的个性和当时的感受做出真实反应即可。有什么忘记或者不清楚的信息，可以现场自行发挥。"
- 交代学习任务：

□ 你的反馈对学习很重要，尽量记住医生在完成任务时，让你感到满意和不满意之处。

□ 如果医生沟通部分都做到了，你就尽量配合；

□ 不在医疗框架为难医生，但是如果他/她的表现让你不满意，你可以用自己的方式表达。

- 询问当前的感受："X 先生/女士，你马上要和医生见面了，你现在的心情如何？"——确认他的角色状态和背景情感，如着急、担心、生气，进入这个情绪，需要时表现出来。

建议 5：保证充足的时间

- 在首次角色演练前，应澄清基本规则；

- 分配角色；
- 角色准备：5~10 分钟；
- 确定"就诊时间"：例如 15 分钟，并使用计时器；
- 演练后进行反馈、问题澄清，以及进一步学习和演练的问题。约 15 分钟。

建议 6：纳入全体学生

- 全体学生应当有公平的机会参加角色演练，尽可能鼓励大家自愿参与；
- 强调观察者的重要性。鼓励观察者既发现问题，更要识别长处，并提供可以改进的方法；
- 在角色演练时要纳入家庭成员（如配偶），因为患者常常和家人共同来就诊。

建议 7：基本规则包括

- 每个人都要参与其中，老师也可以成为"患者"或"医生"；
- 学生有权拒绝；
- 避免不恰当的评论以及相互嘲笑；
- 在角色演练中的隐私同样应当被尊重。离开课程不再讨论课程中的内容；
- 反馈应当是正性及有建设性的批评。

建议 8：确保观察者处于积极的状态

- 确保观察者处于积极的状态下，关注着访谈的每个细节；
- 访谈后，鼓励观察者就访谈中的问题与细节展开讨论；
- 在访谈过程中，为观察者分配任务，如访谈内容、沟通技巧、提问方式或肢体语言；
- 通过向观察者提问，引发观察者深入思考。

建议 9：反馈与总结

- 对演练表现进行反馈是重要的学习环节；
- 首先由"医生"进行反馈，其次是观察者，最后是"患者"。首先反馈医生做得好的地方，其次是可以进一步改进之处；
- 反馈内容要针对"医生"的沟通表现，如语言、共情、人际关系以及是否对患者这个人感兴趣；
- 讨论如何做可以促进访谈；

反馈的原则

- 使用"我"发言
- 具体化（情景、原话、表情、声调、语速等）
- 描述行为并讨论
- 使用无威胁、非评判性的语言
- 保证互动式交谈
- 探索积极的、建设性的方法
- 共同目的：寻找解决方案

接受反馈的原则

- 反馈不是对个人的评价
- 反馈可能因每个人的理解、倾向和个性而不同
- 评价行为，不是评价个人价值和身份地位
- 人都会失误，准备好发现和承认出错
- 坦诚反思自己的反应和理解
- 避免防御性反应：沉默、反击或找借口辩解

建议 10：鼓励反馈

- 通过开放式问题引发讨论；
- 探讨该案例所涉及的沟通问题是否在演练中被识别出来、医生是否处理得当；
- 是否发现了有利于/不利于健康的行为；
- 考虑到特殊因素的影响，如性别、年龄？如果患者是一位男士，会有什么不同？
- 考虑社会因素的影响。如患者非常的贫穷，对于他的疾病管理会产生什么影响？
- 如何有效鼓励患者？

二、戏剧技术

戏剧应用于临床沟通技能的教学是基于这样一个假设：临床上医生和患者之间的交流过程与有经验的演员演戏的过程存在类似之处。面对患者时，有经验的临床医生通过观察和倾听获得患者的信息，进而得到共情的线索，再组织自己的语言和非语言信息进行有效的反馈，这一过程的完成往往是一气呵成、天衣无缝的。与之相类似，演员在舞台上必须有效地识别其他演员的语义、语音、语调、肢体动作以及情绪水平。然后，几乎是在瞬间做出了恰到好处的反应。因此，有经验的临床医生和出色的演员在这一方面，具有同样出色的人际反应能力。戏剧专业的教授往往会在课堂上花费大量的时间帮助他的学生理解和掌握这种观察和倾听的技能。他们力争帮助学生们能够对各种不同的表演场景做出恰当的反应，包含声音、姿势，语言及非语言表达等。并且，戏剧教育者会采用相应的工具评估学生观察相关线索及做出恰当反应的能力。当学生掌握了这些技能之后，他们将会发展出潜意识的能力——深度表演，即可以自然而然地完成表演，无需意识控制。这种能力是可以和医生的共情能力相提并论。事实上，戏剧及表演方面的知识与能力，可以显著的提升临床医生的共情能力。

戏剧作为一种教育形式并不是一个新概念。Ariel 集团使用基于戏剧的技术培训商业领袖在领导力方面的存在："与他人的想法和感受相联系的能力，以激励和激励他们达到想要的结果。"在医疗保健领域，戏剧技术也已经在医学教育和护理教学中普遍应用于促进医患互动。

（一）社会剧

1. 什么是社会剧？

社会剧起源于心理剧，是由精神科医生雅各布·莫雷诺（Jacob Moreno）所创，用于揭示现实生活情境下，潜藏于人际互动中的态度、信念、感觉和价值观。社会剧可以作为一种教学方法使用，即通过戏剧性的表演，帮助小组成员去探索职业角色所面临的挑战，如告知坏消息。社会剧帮助医生和护士更好的管理患者，帮助医学生练习如何进行医疗访谈。在社会剧中，小组成员遵从成人学习理论，借助角色演练和案例讨论的形式，深刻理解困难案例中患者、家属以及医务人员的内心体验，并探索可能的解决方式。社会剧目前已经成功地运用于舒缓医学领域，尝试模拟患者的疾病诊断、临终问题带给家庭动力的巨大影响以及伦理困境。

2. 如何开展社会剧？

通常情况下，一次社会剧所需要的时间大约为 60 分钟。社会剧工作大致分为四个阶段：热身（帮助参与者们建立联系，并选择今天工作的主题）、方案制定、演练和总结评估。

（1）热身

在热身开始时，可以通过自我介绍，帮助小组成员之间相互熟悉，以减少和角色扮演相关的焦虑。这将有助于小组成员更好地进入角色状态，体验到不同的角色感受。热身可以促进团队工作，因为热身往往会让主持人被小组更好地接纳，并以一种轻松和自然的方式过渡到小组的工作中，而这些工作通常涉及情感的表露。紧张的状态常会导致情感的压抑与克制，影响小组工作的进行。实际的教学工作显示，没有经过充分热身的小组工作，往往会呈现过度的被动与缺乏热情。在热身的最后，小组成员会讨论自己在临床工作中所遇到的较为困难的沟通场景，这是一种以学习者为中心的教学方法，有助于提升参与者的积极性。参与者所提供的案例会被进一步的澄清与完善，由所有的参与者投票选择其中之一作为今天工作的主题。

> **常用的热身方法**
>
> - 自我介绍：告诉其他成员自己的姓名、科室以及职务，并和大家分享一项自己的特殊才能。比如，有人会分享自己喜欢登山，还有人会分享自己善于烘焙等。
> - 特征谱：小组成员根据某些特征站成一条线。例如：根据参加工作的年限，根据家乡所在地的位置远近，或者根据所参加过的沟通课训练时间。
> - 极化：根据特征站在房间的两端，比如前方是"夜猫子"，后方是"早起鸟"。
> - 方位坐标：参与者想象教室的地面是一张地图，站到属于家乡的位置。
> - 分享成功的故事：参与者相互之间讲述一个在临床沟通上的成功案例，并总结自己的成功之处。

（2）方案制定

在小组确定主题和内容之后，小组成员自愿或被邀请在剧中扮演角色。参与者可以拒绝，但是通常情况下都能欣然接受。当每一个角色都确定之后，参与角色的成员走到教室中心，这里将成为一个临时的舞台。主持者可以帮助参与角色的志愿者建立对角色的认知，包括角色的年龄、性别、职业、气质，尤其是其所患疾病。有时，小组成员可以承担不同性别的角色。主持者可以通过提问帮助参演者熟悉剧情，例如"接下来的这一幕会发生在什么地方？"参演者可以使用简单的道具（如桌椅）布置"舞台"，使其符合想象中的场景设置（如病房、门诊诊室、或者医生办公室）。接下来，主持者会邀请参演者处在角色的位置上深刻地思考和想象"我"在"此时此刻"的感受。这一技术被称为"深入体验（doubling）"，其意义在于帮助参演者深入角色的内心，体会角色在"此时此刻"的情绪和想法。其他小组成员也可以参与到"深入体验"这一环节中。他们可以在角色身后，将自己设身处地于某一角色的内心，以他/她的视角去感受和思考。根据所选择的剧情不同，主要角色会承担重要的沟通任务，应对不同的沟通困境与挑战。主持者帮助主要角色明确剧情开始后的任务，并告知如果他们感到困难，难以进行下去，可以随时叫"暂停"。

（3）演练

当主要角色在剧中遇到困难与阻力时，或者当重要的教学点出现时，无论是主要角色还是主持者，都可以请求暂停。小组的讨论聚焦于如何促进谈话能够继续深入。这时候可以借助于来自其他成员的"深入体验"，以便揭示角色"此时此刻"内心未被察觉的感受与想法。通常情况下，针对"深入思考"所揭示的全新角色感受进行讲解，能帮助主要角色有效地进一步深入谈话。例如：何时以及如何针对患者情绪进行共情。有时，其他参与者可以尝试在主要角色的位置上采用不同的沟通策略，而主持者也可以适时地进行演示。也有些情况，案例提供者可以谈论自己在观察剧情中冲突与矛盾后内心的感受和想法。以上这些措施，都可以强化对角色的共情。

为了强化沟通技术，并促进参与者将这些技术在实际临床工作中运用，有必要进行进一步的演练。进一步的演练可以采用角色扮演的形式，建立 3 人或更多人的小组，分别扮演医生、患者和观察者。他们可以继续使用社会剧呈现的案例，在演练结束后进行分享、讨论，并互换角色。

面对困难谈话的技巧

- 如何准备。困难的谈话指的是那些我们不想去面对，可能是对我们自身的沟通技能不自信，或者不能确定对方的反应会带给我们何种感受。在这种情况下，通过和知情人深入的沟通，了解患者的特点，会有助于我们做好更充分的准备。

- 先问后讲。首先探索患者及其家庭成员的关注，如他们对病情已经了解了多少，以及还想了解哪些关于疾病的信息，然后再开始我们的讲话。这样的方法有助于我们了解患者及其家庭成员的很多相关信息，比如，他们会在多大程度上否认自己所面临的问题，或者他们的教育程度等。

- 在解释前，先回应情绪。强烈的情绪会抑制一个人的能力和逻辑思维。尤其在传递坏消息时，会更加明显。以共情的方式和坚定的态度回应患者及其家属的情绪，会有助于减轻房间内紧张的气氛，并使得患者及家属确信医生理解自己的困难处境，有利于建立更加信任的医患关系。

- 采用"和我多说一些"的方式，邀请对方作出进一步的解释。在某些问题的背后，常隐藏着尚未澄清的情绪。例如患者家属说："您的意思是，您要放弃我们了？"在回应这个问题前，首先应进一步地澄清："不知您所说的'放弃'，指的是什么？"。这样可以帮助患者或者患者家属进一步澄清自己的不安与焦虑，使得医务人员可以更好地回应。

- 避免"感情用事（amygdala hijacking）"。在这里，"感情用事"指的是临床医生在与患者进行交流的时候，"边缘系统"或者"情绪脑"将医生"绑架了"，医生所作出的反应不是由理性与逻辑操控的，因此无法达成有效的沟通。在这里，我们推荐"六秒原则"帮助医生避免陷入"感情用事"的处境。在回应前，给自己足够的时间思考，避免下意识的回应、反馈。

- 使用"希望表达"。"我希望我们能有更多的治疗选择，但是从目前的情况看，进一步的治疗很难对老王有进一步的帮助，甚至可能加重他的情况。"这样的表达可以有效地和家庭建立治疗联盟，充分表明你希望能为患者及其家庭做得更多、但是现实却不允许我们继续这么做。

- 头脑风暴。这一方法是指通过纳入家庭的访谈，和家庭成员一起讨论解决问题的方法。例如，在决策中纳入家庭成员，共同讨论由谁来告知患者他的病情，以及都有谁会参与讨论。

（4）评估

在每次社会剧教学结束的时候，每一个小组成员将有机会进行反馈其在今天的学习中学会了哪些技能，1~2项即可。通常情况下，参与者都能感到在学习中有所触动，部分技能将会运用到日常的工作之中。有的时候，参与者会感到，社会剧中所学到的内容在日常的生活中也会非常有用。此外，在学习的最后环节可以就某些话题展开深入的思考，比如临终问题等。

社会剧作为一种沟通技能的教学方法，其独特之处在于教学过程中通过热身、彩排、深入体验等技术帮助医务工作者做到换位思考，深入体会患者、患者家属甚至同事的内心感受。因此，相对于讲座和反应性倾听，社会剧技术更能提高共情能力。

（二）临床情景剧

社会剧的优势是非常明显的，但将其运用于医学生教学则有着无法克服的困难。初学者由于背景的不同，教学方面也会有较大的差异。

- 医学生处在见习与实习相间的阶段，他们在临床上往往是跟随着年轻医生去接触患者，并不对患者的医疗承担直接的责任，在医患沟通上更像是一张白纸。对于这样的学员，在教学中首先通过讲座的形式助其了解沟通中的技术、方法、理念，在实际演练过程中，教师也会给出更多的指导和建议。

- 临床型硕士研究生往往来自全国各地。相对于医学生，他们的临床经验要丰富一些，但是他们的背景更加复杂。他们或许在医学院已受过许多关于医患沟通的训练，或许也见过临床上五花八门的医患矛盾，比如在北京协和医院不常见到的"医闹现象"。这些特定的事件也会对这些年轻的临床型硕士产生深刻的影响，甚至让他们对于医患沟通有了更多的抵触和畏惧。因此，在教学过程中，需要充分理解学员们的内心感受，在一定程度上肯定他们的经验，但同时鼓励他们在演练中进行尝试，以获得不同的体验。

• 住院医生是指经过一段时间住院医师规范化培训的、在临床上已经具备了一定能力的医生。这个群体奋战在为患者服务的一线，每日生活在"床旁"，因此更能体会医患沟通的重要性，并且在实际临床工作中也已经通过自己的摸爬滚打探索出了一些有效的沟通技能。针对这个群体的教学，首先是肯定医生们在自己临床工作中所获得的有效经验，其次了解医生们的需要获得的额外技能，并帮助他们尝试着以心理学的视角去看待自己所遇到的问题。因此，在住院医生的教学工作中，我们增加了大量的巴林特小组体验，以扩展医生们的视角。

对于学员而言，接触医患沟通教学往往也是一种全新的体验，既有新奇之处，也有需要克服的困难。首先，很多学员在刚开始参加沟通课教学的时候，认为医患沟通是学习如何说话的，认为存在着一种通用有效的讲话方式能够帮助自己化解医患关系中的困难。教师所要做的是帮助学员意识到：医患沟通和所有的临床专业一样，是一项建立在信息收集、形成诊断与鉴别诊断、实施干预、观察效果并根据效果不断进行调整的动态过程。这一过程与临床上很多现实问题一样，医生要面临挑战、承受压力、勇敢决策，并接受不确定性。其次，学员常常会受到案例的困扰，认为案例的设置和背景与自己的实际经验不符——不真实！因此，对于教师而言，有必要帮助学员把注意力集中在医患沟通的核心问题上，如医患关系的品质、医生和患者在沟通课程中的情感体验以及如何理解医生和患者的语言信息及非语言信息等。最后，学员有时会把注意力集中在案例的诊断与治疗当中，尤其是遇到了自己专业的案例，会花很多时间去讨论。教师需要在演练开始前帮助学员了解角色演练的目的——即医疗背景下人与人的沟通！

北京协和医院心理医学科承担北京协和医学院八年制医学生临床医患沟通课程教学，采用了临床情景剧作为医患关系和临床沟通技能的教学及评价方法。这一方法在十年的应用过程中经过不断优化和尝试，已形成较为完善的流程和操作规范。

1. 前期策划

• 确定主题：根据临床沟通技能课程教学大纲确定主题，包括：建立医患关系，采集完整病史，处理愤怒，解释病情、协商治疗方案，以及告知坏消息等。

• 形成脚本：学生根据主题和临床工作的实际，设计背景脚本。脚本的好坏对于情景剧能否成功完成具有十分重要的作用。临床沟通技能情景剧的脚本主题是沟通课所要求掌握的内容，内容是发生在临床工作中的医患沟通场景。脚本需要由授课老师审定，无论哪一个主题的脚本都力求做到积极健康、通俗易懂，人物心理矛盾冲突明显且合理，并能够结合所学的沟通学知识和方法。

2. 呈现过程

• 背景：参加临床情景剧的同学根据前期设计的脚本准备道具的摆放、灯光的变换调节、背景图片的设计以及音乐的适时播放。

• 呈现：学生通过表演将人物的性格特点、医患矛盾、医生和患者各自内心的心理冲突、临床现实与医疗体系及法律法规不相容等问题，随着剧情的展开淋漓尽致地表现出来。

- 探索：学生对自我在特定角色中的感受和行为进行探索与重新认知，并尝试达到理解与换位思考。在这一过程中，运用所学习的临床沟通技能尝试解决当前的困局。

- 分享与点评：情景剧结束后的分享与点评可以对情景剧的效果起到强化作用。在这一环节中，表演者需要将表演中的感受与收获进行分享；而教师则对表演者的表演给予反馈，应注意营造积极、支持的环境，增强成员的安全感和归属感。通过适当的引导，帮助表演者和观察者体察人物内心，掌握沟通的技能。根据学生的情景剧表现进行评分。

3. 完成的情况

自 2007 年起，模拟情境剧开始应用于医学生和医生的临床沟通技能教学的考核。自 2010 年起，随着临床沟通技能课程逐渐成为北京协和医学院八年制医学生和研究生的必修课程，模拟情境剧开始系统地用于相关课程的教学与评价。到目前为止，共 1238 名北京协和医学院的八年制医学生和研究生接受了这一方式的教学。模拟情境剧可以较好地帮助医学生理解和实践沟通技能，也可以帮助教师评价学生的掌握情况。

4. 优势与问题

- 理论与实践相结合：临床沟通技能是一门操作性非常强的学科，该门课程信息量大、内容多，要求医学生掌握并深刻体会不同人物的心理特点及需求，并根据自己的体会在临床工作中灵活运用各种沟通技能促进沟通的效果。显然，传统方法往往侧重于技能的掌握，较少涉及对不同人物内心的体验，使得医学生难以理解"为什么要使用这样的沟通方式"，从而导致"重理论，轻实践"的不平衡现象。将情景剧作为一种教学及评价方法纳入到教学活动中去，促进了学生对于不同人群心理特点的理解，有利于更好地实践临床沟通技能。

- 有利于激发学习主动性：在临床情景剧中，主要由学生负责剧本的创作、演员的挑选以及舞台的设置。在这一过程中，学生可以积极查找相关资料，并反复思考患者的内心体验和需要使用的沟通技能，并向有关老师请教，这样在很大程度上可以调动学生的学习兴趣，促使学生将所学知识与临床实际相结合；考试后的教师点评可以帮助学生加深和巩固所学知识，提出的问题也会引发学生进一步思考，促进了学生在未来的进一步自主学习。

- 加强对临床任务及功能的理解：在医学生，甚至相当一部分医生的心中，临床任务就是治病。如果我们以这样的思路去定位医患关系，很多问题将难以理解和面对：例如患者面对疾病时的强烈情绪反应；患者既往的性格特点影响到当前的医患关系；患者的现实处境与医生所提供的治疗方案之间的差异……如果我们忽视这些问题，就会使得医患关系变得异常紧张。因此，医生的价值除了体现在治疗疾病以外，还应包括帮助患者更好地管理自身的情绪，进而更好地管理自身的慢性疾病，同时也包括更好地管理自己的情绪、生活。临床情景剧中可以很好地呈现这些问题。例如，相当一部分医学生在情景剧过程中会呈现出这样的现象，那就是当医患关系出现困难时，只有通过患者病情的好转（甚至是奇迹般的好转）才能使当前临床上的困局得以解决。在随后的分享和反馈过程中，我们发现，在这一过程中，医学生并未思考如何通过有效的沟通帮助患者或者家属去理解、接受当前的困难与无奈。在随后的分享与点评中，我们可以从中揭示出这一问题，并帮助学生意识到自己内心对于困难处境的无法接受。

- 医患行为关系和影响的可视化：1957 年 11 月的美国《管理评论》杂志上发表了《企业的人性方面》（The Human Side of Enterprise）一文，提出了著名的"X 理论-Y 理论"。作者麦格雷戈把传统的管理观点叫做 X 理论。该理论的基础假设是"人性丑恶"，所以必须用严密的控制、强迫、惩罚和利诱的手段使其行为可靠、可信。而 Y 理论对于人性假设"人性本善"，人不仅愿意承担责任而且会主动寻求责任感。综合而言，人性是复杂的，单一的 X 理论或 Y 理论均不能解释所有的人类行为。对于行为关系模式的选择应源于对人的准确判断。医患关系同样呈现出这样的问题，我们无论作为医生，亦或作为患者，都需要判断对方是什么样的人，我们应当以什么样的模式去面对。问题是，很多时候我们会出现"误判"，以至于习惯性地认为"这个患者是不怀好意的""这个医生是不负责任的"，并努力从各种线索中去寻找支持自己判断的证据。这一情景也见于临床情景剧：在"患者"反复就同一个问题去向医生进行了解的时候，医生显得十分警觉，并且不断采用防御式的方式进行回答。在进行分享时，医生说："当患者不断向我了解有关手术的细节时，我感到很紧张，我很害怕自己说了什么错误的话，留下把柄……"。而患者的反馈是："我当时得知自己需要手术治疗，内心感到非常紧张和害怕，因此我想了解更多细节。那个时候我很想让医生注意到我的紧张，但是我的问题似乎让医生也感到很紧张。他的回答显得模棱两可，对此我感到有些失望。"这样的反馈可帮助学生们意识到：医生有时和患者一样，会对可能的危险（即使在当前的环境中并非如此）有着强烈的反应，而这一反应极大地影响了医患关系的建立和发展。

- 有利于行医风格的反思和形成：伙伴式的医患关系，还是家长式的医患关系？在医患关系中应当以患者为中心，还是以医生为中心？在教学过程中，常常会听到医学生就这些问题进行强烈的质疑与辩论。理由往往如下："如果我当了医生，我会有很多的患者，时间太紧张了""我是大夫，应该听我的，因为我更知道什么是对，什么是错！""我的临床带教告诉我，遇到话多的患者，让他坐下来，并且问什么答什么，否则会浪费许多时间"。面对这样的质疑，常规说教式的教学往往没有什么效果，因为当我们仅以医生角色去体验医患关系时，更易倾向于上述观点。相反，模拟情境考试有助于帮助医学生角色互换，在医患关系中体验患者的内心感受。学生就这一情况曾作出这样的反馈："当我作为患者时，当医生要求我接受他的想法而不顾及我的困难时，我感到沮丧、无奈，尤其是我的拒绝让医生感到不开心、急躁的时候更是如此。"

- 评价标准仍有赖于进一步完善：作为一种教学方法的全新探索，临床情景剧可以很好地展示学生在特定临床情境下对角色的理解和沟通技能掌握情况。但是该方法的评价体系仍有待于进一步的发展。例如，应增加学生对于角色理解和沟通技能使用的分值比重，细化技能评分指标等。

第三节　临床沟通技能的评价

目前，针对临床沟通能力评价的研究较多，由不同的评价主体，采用多种评价方法，围绕学生在临床中所表现出的临床沟通能力进行评价。评价的内容较为深入。

一、临床沟通能力评价的内容

临床沟通能力评价内容的设计一般是基于教学目标是否实现，评价内容根据临床沟通能力教学目标来确定，其中包括：临床沟通理论知识、技能（交流技能、告知坏消息）和素养（同情、理解患者）。内容评价反馈多作用于后续教学培养和实施培训活动的改进。

二、临床沟通能力的评价方法

1. 调查评价法

通过访谈和发放问卷对同学、患者和医务人员调查评价学生的临床沟通能力。目前国外各研究者多应用自行设计的调查问卷，包括对医学生沟通能力满意度的评价和对医学生沟通意愿等认知领域和情感领域的自评。

2. 观察评价法

评价者通过观察学生平时与患者接触时的表现来评价其沟通能力。该方法能真实地观察到学生在与患者接触时的行为和态度。但评价者的主观性对结果影响较大。

3. 考试评价法

• 传统笔试：是指利用试卷、图片、视听材料等考查学生对沟通认知领域的掌握情况。例如，使用图片材料测试学生临床非语言沟通能力：在测试中给出若干张图片，让学生从中找出关于情感状况的临床肢体语言信息，以此来评价学生对于图片中的肢体语言表达出来的信息的掌握能力。又如，使用视听录像材料可用于医学生自评，也可以用于学生间的互评。

• 标准化患者/临床客观结构考试：标准化病人（standardized patient，SP）是通过 SP 评价学生临床沟通能力的一种考试方法。1992~1997 年美国使用 SP 来训练学生的医患沟通技能的学校占比 47%增加到 80%，使用 SP 来考核学生临床技能考核的院校占 69.6%。临床客观结构考试（objective structured clinical examination，OSCE）要求考生参加多个站点的考试，考核学生采集病史、与困难患者（交谈有困难的患者）的交谈、告知坏消息等方面。OSCE 中使用 SP 避免了采用真正患者评价时的不公平、不客观问题，增强了实际操作性。SP/OSCE 使用同一指标对每个学生进行评价，衡量标准一致，结果客观、准确。美国国外医学毕业生教育委员会在对国外医学毕业生资格认证考试中也使用 SP/OSCE，设 10 多个站进行考试，其中评价医患沟通技能有 2~3 站。

4. 评价量表

• SEGUE 量表（附录 1）：SEGUE 量表由 Gregory Makou 等人历经 7 年在 2001 年编制的。SEGUE 量表是根据科学的心理学理论而设计的，共 5 个纬度。其特点是子项目的先后顺序基本上与病史采集过程基本一致，简单易懂。将 SEGUE 量表与 SP 结合，每名 SP 通过现场观察和/或录像观察法来对每位学生打分。该量表具有很高的一致性系数和测量者间信度效度，适用性很强，可以用来作为教学工具以及评价工具，同时还具有很高的科研价值。美国和加拿大的许多医学院采用此量表评价医学生的临床沟通能力，也有部分学校使用此量表有针对性地培养学生的临床沟通能力。美国西北大学医学院在 SP 考试法中使用 SEGUE 量表在见习学年前后分两次对 164 名三年级见习学生的临床沟通技能进行评价，内容涉及沟通前准备、患者信息收集、信息给予、理解患者、结束问诊 5 个方面。两次评价结果证实学生在见习后临床沟通技能有很大提高，同时也证实此量表具有较高的信度和精确度。

- AACS 量表：AACS（Amsterdam Attitude and Communication Scale）量表是荷兰阿姆斯特丹大学医学部的教师依据为其本校开设的临床沟通课程内容设计的。该表是对临床沟通能力的一种整体评价，内容覆盖面广。共有 9 个维度，前 5 个维度评价与患者的沟通能力，后 4 个维度评价团队合作能力。采用 5 级评分法，每个维度后还有空格，用于评价者填写所观察的内容。使用此量表分两个时间进行评价。学生进入临床实习后的第 6 周，请医师和护士进行现场观察打分。在学生进入临床实习后的第 10 周，请医师再次进行现场观察打分。学生在病房跟患者交流时录像，然后请心理专家通过观察录像来对学生打分。欧洲许多医学院校都采用此表评价学生的临床沟通能力。阿姆斯特丹大学医学院请 88 个医生、29 个护士和 3 个心理学家用此量表，采用现场观察法和观察录像法评价 442 个五年级医学生的临床沟通能力。

- LCSAS 量表：LCSAS（The Liverpool Communication Skills Assessment Scale）量表是由英国利物浦大学医学院的教师设计成的。该量表共 6 个维度，12 个条目，内容涉及临床沟通内容、技巧和态度。评分采用 4 级评分法。其特点是每个指标的每一个评分等级都有详细的相应的评分介绍，标准明确详细，易实施。每个项目后还有空格，要求评价者在每一个项目后都要填写对学生的评语。在 OSCE 考试中，每一站设 3 名教师来对学生进行打分。此量表不仅可以总结学生临床沟通能力，还可以让学生清楚自己在临床沟通中的表现出的不足。利物浦大学医学院在 OSCE 考试中使用 LCSAS 量表，对 600 名三年级学生临床沟通能力从第三年开始每年评价 1 次，对比 3 次评价结果，显示开设沟通课程提高了学生的临床沟通能力。

三、评价方式

根据评价者的不同，将医学生临床沟通能力的评价方式分为患者评价、教师或专家评价、自我评价、360 度评价等。

1. 患者评价

请临床患者对医生的临床沟通能力进行评价。此评价的重点在于患者满意度的评价。通常采用问卷调查法。

2. 专家评价

专家或教师作为评价者，通常采用考试评价法，对学生的临床沟通态度、技能、知识进行评价。该评估方法的优点是可同时测定学生的知识面、态度和技能。缺点是占用较多的教师时间，且存在主观性因素。

3. 自我评价

自我评价常用于医学生临床沟通态度和沟通意愿主观情感领域方面的评价。自我评价使学生明确临床沟通能力评价的内容，同时可有针对性地发现自己的沟通优势与劣势，有助于学生沟通能力的提高。

4. 沟通能力 360 度评价

360 度评价也称全方位反馈评价或多源反馈评价。评价主体多元化，包括其同学、教师、护士、其他医师和患者。

四、评分标准

目前临床沟通技能评价中没有金标准，每个标准都有其优势和劣势。国际上常采用的评分标准有条目标准和等级标准。条目标准（checklist evaluation of performance）是在每个评价指标后，设 2 或 3 个选项供评价者选择，分别是"有""没有"或者"忽略"，适用于定性指标。该标准简单、明确。如 SEGUE 量表的"有礼貌称呼患者"这一指标后，设"是""否"两个选项，考查学生是否做到了这个要求。等级标准（global rating of performance）在每个指标后设 4 个选项，分别是"优""良""差""很差"，适用于定量指标。该指标分级明确，可用于测定学生临床沟通能力的水平高低。如 LCSAS 量表的"积极引导患者接受卫生保健"这一指标后设"优""良""差""很差"4 个选项，来评价学生在这一方面的表现。

第四节　教学中的问题改进

无论多么用心准备，在实际教学工作中，问题总是不断产生。及时发现、总结和解决问题是不断提高教学水平的关键。问题的反馈来源可包括：教学团队自身；学生的意见、建议；正式的课程评估问卷。通常的改进策略是通过教学团队的会议，集中反馈所收集到的问题，分析问题和提出解决方案，在下一次教学活动中体现问题的改进，然后再收集反馈意见，循环式改进。

以下列举了北京协和医院心理医学科在开展沟通教学过程中所发现和解决的部分问题，供广大读者参考。

课后总结1

内容变化

- 形成角色辅导的 SOP（诱导的过程：让患者说出感受，并给予强调和肯定，感受来自于脚本+自己，强调目的是让医生演练）。

- 去掉关于"雕塑"的内容，但需要帮助同学们理解系统的概念。

- 大课和小组练习时将"解释病情"和"达成治疗协议"合并，但不压缩内容。

- 将"处理愤怒的患者"加入到"建立关系"的内容中。

形式修正

- 小组教学的形式可有变化，但不可喧宾夺主（教师扮演/自身经历/演讲等）

- 反馈任务的布置可以步步推进但不要僵化，由粗（模糊/浅层，如第一印象、关系感受、谁为中心）到细（框架式的、深层的、明确的）再到粗（有一定的自由度）
- 小组讨论后予以总结
- 保留大课教学
- 研究生分组时，注意医院分开，均衡
- 修订检查表（8~11 页，表二 .5…….）
- 研究生课后评估表

远期目标

- 制作视频，更新案例
- 扩展队伍（增加 6 人，来源包括内科、急诊科医生等）

课后总结 2

总结会就如何进一步提高《医学临床沟通技能》的教学水平进行了讨论，重点汇总如下。

- 课程设置上目前的框架总体满意，继续保留。明年备课时参考下列部分：
  - □ 总论中请学生自己选择核心价值观。
  - □ 应对疾病的心理反应在课程中的顺序明年课前再议。
- 教学方法改进：
  - □ 进一步减少大课的数量，争取一次大课，最多不超过 3 次大课，具体保留什么内容请各位老师会后酝酿反馈。
  - □ 学生先预习课程内容，在小组活动开始前提出问题。
  - □ 增加小组的数量，新增带组教师：戴晓艳、李涛
- 师资培训：针对新纳入的教师，完善统一培训，除学系内部培训外，由学系出资参加中国医师协会的师资培训。
- 讲义作为非正式的出版物，不建议发放给非教学对象。
- 考试：情景剧考试力争更加结构化，增加量化评价，申请著作权，并发表教学文章。
- 录像：课程、情景剧和学生反馈安排录像。
- 教室：北配教学楼 513 教师作为小组活动的教室使用不方便，明年应调整教室，并避免教室使用中的冲突，并反复确认。
- 2016 年的课程安排将为 9 月第三周到 10 月第三周，初定周三和周五下午，请各位老师提前预留时间。待课表确定后第一时间通知。

参 考 文 献

1. 胡笑甜，刘英，姚小康，等. 国内外医学生临床沟通技能评价的比较研究［J］. 医学教育探索，2010，9（6）：792-794.

2. 姜忆南，魏镜，曹锦亚，等. 临床情景剧在医患沟通培训及考核中的应用［J］，基础医学与临床，2017，37（2）：277-280.

3. Baile，WF and Walters R. Applying sociodramatic methods in teaching transition to palliative care［J］. Journal of Pain and Symptom Management，2013，45（3）：606-619.

4. 王海东. 美国当代成人学习理论述评［J］. 中国成人教育，2007，（1）：126-128.

5. Joyner B，Young L. Teaching medical students using role play：Twelve tips for successful role plays［J］. Medical Teacher，2006，28（3）：225-229.

6. McGregor DM. The human side of enterprise［J］. Management Review. 1957. 46（11）：22-33.

7. 北京协和医学院教育教学改革项目 2017zlgc0122.

附录 医患沟通技能评价量表（SEGUE）

姓名＿＿＿＿＿＿ 班级＿＿＿＿＿＿ 学号＿＿＿＿＿＿

医患沟通技能评价量表

准备		是	否
1. 有礼貌地称呼患者			
2. 说明此次问诊的理由（了解情况、进一步诊断治疗、汇报上级医师）			
3. 介绍问诊和查体的过程（如问诊的内容、先后顺序等）			
4. 建立个人信任关系（如适当地作自我介绍、讨论一些目前疾病以外的话题）			
5. 保护患者的隐私（如关门等），尊重患者的选择权、隐私权			
信息收集	无法回答	是	否
6. 让患者讲述对其健康问题和/或疾病发展过程的看法			
7. 系统询问影响疾病的物理、生理因素			
8. 系统询问影响疾病的社会、心理、情感因素（如生活水平、社会关系、生活压力等）			
9. 与患者讨论既往治疗经过（如自我保健措施、近期就诊情况、以前接受的其他医疗服务等）			
10. 与患者讨论目前疾病对其生活的影响（如生活质量）			
11. 与患者讨论健康的生活方式/疾病预防措施（如疾病危险因素）			
12. 避免诱导性提问/命令式提问			
13. 给患者说话的时间和机会（如不轻易打断患者的讲话）/无尴尬停顿			
14. 用心倾听（如面朝患者、肯定性的语言、非语言的意见反馈等）			
15. 核实/澄清所获得的信息（如复述、询问具体的数量）			
信息给予	无法回答	是	否
16. 解释诊断性操作的理论依据（如体格检查、实验室检查等）			
17. 告诉患者他（她）目前身体情况（如体格检查、实验室检查的结果，解剖学异常/诊断的结果）			
18. 鼓励患者提问、核实自己的理解，安慰、鼓励患者			
19. 根据患者的理解能力讲行适当（语速、音量）调整（如避免使用/解释专业术语）			
理解患者	无法回答	是	否
20. 认同患者所付出的努力、所取得的成就、所需要克服的困难（如感谢患者的配合）			
21. 体察患者的暗示/配合默契			
22. 表达关心、关注、移情，使患者感到温暖，树立信心			
23. 始终保持尊重的语气			
结束问诊		是	否
24. 问患者是否还有其他的问题需要探讨			
25. 进一步说明下一步的诊治方案			
总体评价			
评语			

日期＿＿＿＿＿＿ 教师＿＿＿＿＿＿

医患沟通技能评价量表的评分参考标准

1. 礼貌的招呼标准化患者（SP），如"您好""您贵姓""我怎样称呼您呢""我称呼您×××可以吗"等。

2. 了解 SP 的情况，以便进一步诊断和治疗/了解 SP 的情况，向上级医师汇报。

3. 介绍自己此次问诊的内容和大概所需要花费的时间。

4. 根据 SP 对医学生的情绪反应；衣着得体，举止端庄，做适当的自我介绍，请求 SP 的配合；肢体动作适度；自信大方；言语得体；适当谈论使 SP 高兴的话题。

5. 进屋先敲门，SP 允许后才进去，进屋后关门。问及敏感问题（如传染病史、男学生问女 SP 的月经史）和敏感部位的查体事先请求 SP 同意。没有做到上述的任何一项都扣分。

6. 鼓励 SP 补充症状的细节部分；鼓励 SP 自己讲述疾病发展过程和就医感受。

7. 物理因素/生理/生物因素如用力、季节或气候变化、昼夜变化、居住的条件等；寄生虫、病毒细菌等微生物等；过度劳累、负重、SP 的年龄、性别等。

8. 社会/心理/情感因素如 SP 文化水平、亲属或周围人有无患同类疾病、工作环境和流动性、生活水平的高低、工作的压力/SP 的性格、自我评价、情商/有无最近受到刺激。

9. 既往诊治经过，只要问及就给分。

10. 对生活的影响包括饮食、睡眠质量、工作能力、生活自理能力，但排除把饮食、睡眠作为症状的情况。

11. 针对疾病的病因或诱因提出预防措施和（或）改进的意见；提倡健康的生活方式（如建议戒烟或戒酒）。

12. 一般到特殊的提问（使用开放性的问题进行提问），尽量避免反问 SP。没有做到上述的任何一项都扣分。

13. 适当减少自己提问的数量，留一些让 SP 去说；两个问题自己的时间适度，给 SP 留一些思考的时间；不随意打断 SP 讲话。没有做到上述的任何一项都扣分。

14. 说话时没有用适当的目光观看 SP，或没有微笑、点头及鼓励性和肯定性语言的都扣分。

15. 深入挖掘信息；意译、复述或总结 SP 所提供的关键信息；帮助 SP 表达他想说的信息。没有做到上述的任何一项都扣分。

16. 告诉 SP 准备做某项检查的理论根据；给出诊断的原因和依据。

17. 体检中发现的阳性体征和（或）初步诊断的结果；认真考虑并清楚的回答 SP 所提出的问题；向 SP 解释为什么要等待诊断或检查结果以及需要等待的时间。

18. 适当地运用暗示（微笑、点头等）鼓励 SP 提问/说出其感受或想法；问诊过程有小结，向 SP 核实信息。

19. SP 多次（2 次及以上）指出医学生语速过快（或过慢）、吐字不清楚、音量过低或过高扣分；SP 多次（2 次及以上）强调解释医学术语扣分；语言不连贯或书面语言过多造成 SP 反应慢或影响交流的扣分。

20. 感谢 SP 配合问诊和（或）查体。

21. 体察并回应 SP 的暗示（语言、面部表情、肢体动作）。

22. 尊重患者的选择同意权；安慰患者；问诊查体时间不宜过长；查体时为减轻 SP 的痛苦而努力；请求谅解查体动作造成的不适。做到上述任何一项都给分。

23. 语气生硬扣分；有批评或威胁性语言、否定性语言、贬义性或歧视性语言扣分。

24. 问 SP 是否有其他要求或问题需要探讨。

25. 进一步向 SP 解释说明下一步的打算。

总体评价

A 优；B 良；C 及格；D 不及格，共四级

提高教师对医学生沟通能力水平印象的几点：

1. 适当引导 SP，而不是以自我为中心（强迫患者服从自己的思路）。

2. 问诊逻辑顺序：症状->伴随症状->加重和缓解因素->既往诊治经过->既往史。

3. 把握好问诊和查体的节奏和方向（有效控制 SP 的误导），使之不偏离主题和超过既定的时间。

4. 控制自己情绪。